U0120007

華志文化

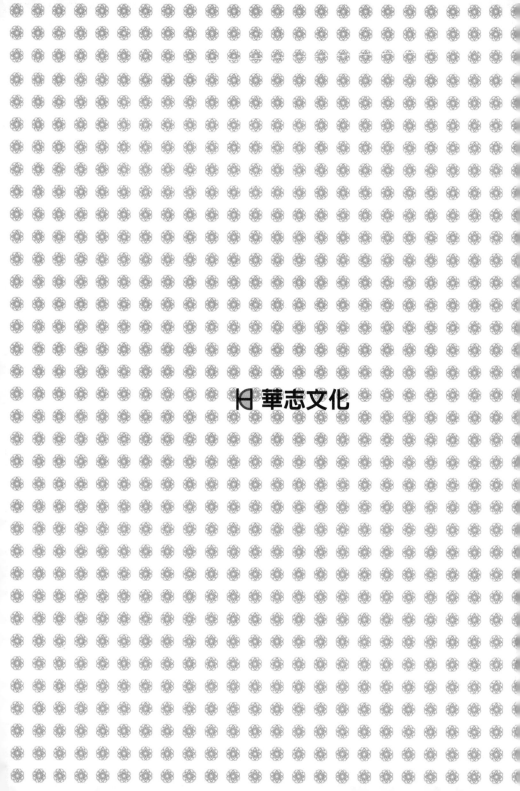
華志文化

謝英彪醫師——編著

痛風

看這本就夠了！

痛風照護原來可以這麼簡單

全方位的痛風療法

●食物療法 ●藥茶療法 ●藥膳療法 ●體育療法 ●按摩療法
●針刺療法 ●沐浴療法 ●心理療法 ●娛樂療法 ●氣功療法

醫生不說，病人不懂；只講有用的，不說無效的；花些時間閱讀本書，用耐心和毅力照書中說的去做，您會發現痛風真的看這本就夠了！

本書簡要介紹了痛風的發病原因、診斷和鑒別診斷。重點介紹了痛風的中西醫治療，包括中醫辨證論治的內服、外敷、內外兼治、中西醫藥物聯合治療的有效方劑、方法，以及對急性痛風性關節炎的食物、藥茶、針刺、沐浴、按摩、藥膳等自然療法。

序言

　　人與自然是統一的，人起源於自然，依靠於自然，發展於自然，歸結於自然。人類作為自然界的產物及其組成部分，其生理功能和病理變化不斷受到自然界的影響和自然法則的支配，自然界的千變萬化直接或間接地影響著我們的健康。

　　所以，我國最早的醫籍《黃帝內經》中提出了「天人合一」的觀點。人類為了生存，在與大自然搏鬥中發現和創造了種種利用自然來治療疾病的方法，逐步形成了食物療法、藥膳療法、茶酒療法、動植物療法、體育療法、按摩療法、推拿療法、針灸療法、耳壓療法、拔罐療法、磁場療法、足部療法、藥浴療法、藥敷療法、藥貼療法、刮痧療法、心理療法、起居療法、音樂療法、舞蹈療法、書畫療法、花卉療法、日光療法、空氣療法、泥土療法、泉水療法、森林療法、高山療法、熱沙療法等具有特色、簡單易行、方便實用、療效確切的自然療法。

　　所謂自然療法，我認為就是除了外科手術、化放療法、化學合成藥物以外的無創傷、無痛苦的自然治療方法，它的內容豐富多彩，蔚為大觀，並形成了一門橫跨預防醫學、臨床醫學、康復醫學的應用醫學學科。

　　隨著生物醫學模式向生物—心理—社會醫學模式的轉變，合成藥物毒副作用的危害及現代病、富貴病、醫源性疾病和藥源性疾病的大量湧現，人們要求「回歸大自然」的返璞歸真的

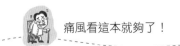

呼聲日益高漲，自然療法已經引起世界極大關注和重視。目前，自然療法在歐洲、美洲及亞洲的許多國家和地區頗為盛行。美國和澳洲成立了自然療法學院，日本有自然療法學會，東南亞國家及港澳臺地區有中華自然療法世界總會，臺灣也成立了自然療法學會，並創辦了《自然療法》雜誌。

中國是自然療法的發源地，曾為中華民族的繁衍昌盛做出了巨大貢獻，作為炎黃子孫、中醫的傳人，發掘、普及和提高中華自然療法的歷史重任便責無旁貸地落在我們肩上。中醫藥大學主任醫師謝英彪教授是一位學驗俱豐的中醫專家，也是一位知識淵博的自然醫學專家，早在1998年，他就邀請了一批自然療法專家，主編了《常見病自然療法》叢書，推出了《高血壓病自然療法》等12本單病種的自然療法著作，開創了單病種自然療法著作的先河。書中所介紹的各種自然療法，有繼承前賢的經驗，也有編著者長期的實踐經驗，內容翔實，簡單易行，療效確切，融科學性、知識性、實用性於一體，文字通俗易懂，內容深入淺出，適合城鄉廣大群眾閱讀和選用。該叢書出版後深受讀者青睞，已重印十餘次，仍深受讀者歡迎。

為了滿足廣大讀者與時俱進、知識更新的需求。謝英彪教授再次組織了一批自然醫學專家，對該叢書進行了修訂，補充了有關常見病自然療法方面的新知識、新成果、新觀念、新療法，並增補了《腎病自然療法》、《肥胖症自然療法》、《痛風自然療法》、《便秘自然療法》、《骨質疏鬆症自然療法》5個分冊，更全面地涵蓋了臨床的常見病、多發病。

修訂後的這套叢書，所介紹的常見病、多發病自然療法均

為近年來經臨床驗證行之有效的方法。病人在病情穩定或尚未痊癒時，可以此作為輔助治療和康復的重要方式，若病情嚴重或不穩定時，必須在醫生直接指導下綜合治療。

　　願本書能成為廣大讀者的良師益友。

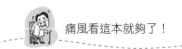

目 錄

Part4　藥膳療法

Part5　體育療法

Part6　按摩療法

Part7　針刺療法

Part8　沐浴療法

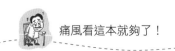

Part9　心理療法

Part10　娛樂療法

Part11　起居療法

Part12　氣功療法

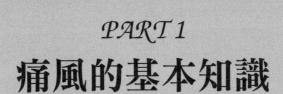

PART 1
痛風的基本知識

 小資訊

> 痛風是由於遺傳性或獲得性病因導致嘌呤代謝障礙和血尿酸持續升高而引起的疾病。它是長期嘌呤代謝紊亂、血尿酸增高所致組織損傷的一組疾病。在地球上有人類出現的地方，就有痛風存在。痛風正如其名，就好像只要風一吹就會感覺疼一樣。但從另一角度來看，它也正如風吹一般，來得快，去得也快，因此被稱為痛風。痛風多發生於40歲以上男性。據報導，60歲以後發病者占總例數的1/10以上，女性較以前增多，且男女之間已無明顯差異。近年來，由於民眾生活水準提高，飲食結構的改變，痛風發病率明顯增加。

(一) 痛風由來已久

痛風是嘌呤代謝紊亂及(或)尿酸排泄減少所引起的一種晶體性關節炎，主要是由於嘌呤代謝中有關酶活性的先天性或後天性缺陷，導致尿酸生成過多，排出過少，或者兩者兼而有之，從而使血漿尿酸鹽濃度超過飽和限度。其主要臨床表現為無症

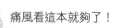

狀高尿酸血症、急性痛風性關節炎、間歇性發作或慢性痛風石性關節炎，甚至出現痛風性腎病，如急性尿酸性腎病、尿酸鹽性間質性腎炎和腎結石等。

現代人生活水準提高，吃吃喝喝是平常事，也不知吃下多少與痛風發病有關的食物，使得痛風發作的病例日漸增加。因此，它也算是一種富貴病。痛風並不是單一疾病，而是一種綜合症，是由體內一種叫做嘌呤的物質代謝紊亂所引起的。臨床上以反覆發作的急性關節炎、合併痛風結石、血尿酸濃度增高、關節畸形及腎臟病變等為特徵。患者大多為30歲以上的男性，其男女性別的比例大約是20：1。此外，痛風病半數以上都有家族史，因此遺傳在痛風病的病因上是很重要的。

痛風多發生於40歲以上男性

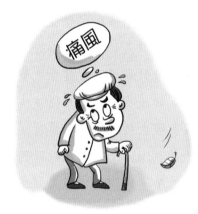

痛風是終生性疾病，它的病情發展過程可以分為以下四期：

① 高尿酸血症期。又稱痛風前期，在這一期患者可無痛風的臨床症狀，僅表現為血尿酸升高。

② 早期。此期由高尿酸血症發展而來，突出的症狀是急性痛風性關節炎的發作。在急性關節炎發作消失後關節可完全恢復正常，亦不遺留功能損害，但可以反覆發作。此期一般無皮

下痛風石的形成，亦無明顯的腎臟病變如尿酸性腎病及腎結石的形成，腎功能正常。

③ 中期。此期痛風性關節炎由於反覆急性發作造成的損傷，使關節出現不同程度的骨破壞與功能障礙，形成慢性痛風性關節炎。可出現皮下痛風石，也可有尿酸性腎病及腎結石的形成，腎功能可正常或輕度減退。

④ 晚期。出現明顯的關節畸形及功能障礙，皮下痛風石數量增多、體積增大，可以破潰出白色尿鹽結晶。尿酸性腎病及腎結石有所發展，腎功能明顯減退，可出現氮質血症及尿毒症。

痛風多發生於老年人、肥胖及腦力工作者。常併發肥胖症、糖尿病、高血壓病及高血脂症。高蛋白、高脂肪膳食容易引起痛風，酒精亦能誘導高尿酸血症。

痛風是一種先天性代謝缺陷性疾病。這一點早被臨床確認無疑。10％～25％的痛風患者有陽性家族史。痛風患者的近親中，10％～25％的人有高尿酸血症。因此，痛風可以遺傳是肯定的。痛風遺傳缺陷的本質和其他遺傳性疾病一樣，主要是基因突變。基因存在於人的細胞染色體上，它攜帶有遺傳密碼，對蛋白質及酶的合成起控制作用，從而影

痛風多發生於老年人、肥胖及腦力勞動者

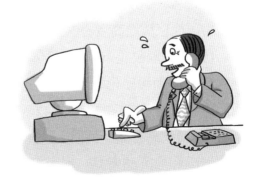

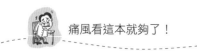

響人體的新陳代謝。痛風就是由於控制尿酸生成的一些酶的基因發生了突變，從而導致尿酸生成增多。痛風的遺傳方式一般是常染色體顯性遺傳或常染色體隱性遺傳，部分則為X連鎖隱性遺傳。

痛風與哪些因素有關呢？

(1) 與肥胖有關：習慣於豐渥飲食者易患此病。有人發現痛風患者的平均體重超過標準體重17.8％，並且人體表面積越大，血清尿酸水準越高。肥胖者減輕體重後，血尿酸水準可以下降。這說明長期攝入過多和體重超重與血尿酸水準的持續升高有關。

(2) 與高血脂症有關：75％～84％的痛風患者有高三酸甘油症，個別有高膽固醇症。痛風患者為了減輕病情，應減輕體重，適當控制飲食，降低高血脂症。

(3) 與糖尿病有關：糖尿病患者中有0.1％～0.9％伴有痛風，伴高尿酸血症者卻高達占50％，有人認為肥胖症、糖尿病、痛風是現代社會的三聯「殺手」。

(4) 與高血壓有關：痛風在高血壓患者中的發病率為12％～20％，25％～50％的痛風患者伴有高血壓。未經治療的高血壓患者中，血尿酸增高者約占58％。

(5) 與動脈硬化有關：肥胖症、高血脂症、高血壓病和糖尿病本身就與動脈硬化的發生有密切關係。據統計，因動脈硬化而發生急性腦血管病的患者有42％存在高尿酸血症。

(6) 與飲酒有關：長期大量飲酒對痛風患者不利，可導致血尿酸增高和血乳酸增高，從而可誘發痛風性關節炎急性發作；

可刺激嘌呤增加。

（7）與飲食有關：常進食較多高蛋白、高脂肪、高嘌呤食物，消化吸收後血中嘌呤成分也增加，經過體內代謝，導致血尿酸水準增高，可誘發痛風性關節炎急性發作。

高尿酸血症是痛風病發生的必要條件，但並不是所有高尿酸血症都會發展成為痛風。由於長期持續高尿酸血症，尿酸在組織或關節滑液中呈飽和狀態，而使尿酸鹽結晶析出並沉積在關節、關節周圍、皮下及腎臟等部位，引起痛風性關節炎、痛風結節、腎臟結石或痛風性腎病等一系列臨床表現，這就是痛風的成因。而高尿酸血症是由於嘌呤代謝異常，引起血中尿酸含量增高。血中尿酸的高低取決於嘌呤的攝入、體內的合成及排泄等幾個方面：

① 外源性攝入增多，大量進食富含嘌呤的食物。

② 體內合成增多。由於存在遺傳缺陷，促進尿酸合成的酶活性增加，或抑制尿酸合成的酶活性減弱，均可使尿酸增多。

③ 腎臟排出減少。由於腎臟病變、酶中毒等原因，可使尿酸從腎臟排出減少，引起尿酸增高。尿酸值升高有兩種情形：一是體內製造的尿酸太多；二是尿酸排泄不暢，存積在體內而造成。

早期，痛風以往一直被認為比較少見。但近年來，一方面由於醫療條件的改善及醫務人員對痛風認識的提高，同時患者也提高了警惕，使被漏診和誤診為風濕性關節炎、類風濕關節炎、丹毒、骨關節炎、結核性關節炎、反應性關節炎的痛風能得到及時診斷；另一方面，隨著生產方式的改進，體力工作的

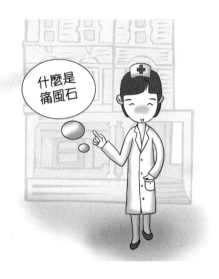

強度有所減輕，人民生活水準不斷提高，特別是20世紀80年代以來，經濟的迅速發展，飲食結構發生了改變，由傳統的糖類及較低蛋白質含量食物，轉變為蛋白質含量較高的食品，加上部分人缺乏適當的體力活動，使體重超過標準，痛風的發病率呈直線上升。這與經濟和生活水準的發展相一致。預計在今後痛風的患者數還會增加。

 醫生答疑

什麼是痛風石？

在痛風患者的發病過程中，會出現一種堅硬如石的結節，稱為「痛風石」，又叫「痛風結節」。這是尿酸鈉結晶沉積於軟組織，引起慢性炎症及纖維組織增生形成的結節腫。一般認為，血尿酸在0.54毫摩爾／升以上時，50％有痛風石，多見於起病後的某個時期，平均為10年。總之，血尿酸濃度越高，病程越長，發生痛風石的機會越多。

(二) 痛風的分類

痛風可分為原發性和繼發性兩大類。

(1) 原發性痛風：原發性高尿酸血症引起的痛風為原發性痛風，臨床診療工作中常習慣省略「原發性」三個字，故通常所稱的痛風都指原發性痛風。除1％～2％原發性痛風是嘌呤代謝酶缺陷 (屬於性連鎖隱性遺傳障礙)所致外，絕大多數的病因尚不清楚，常伴有血脂代謝異常、肥胖症、糖尿病、高血壓病、冠心病和動脈硬化等，屬遺傳易感性疾病。

(2) 繼發性痛風：繼發性痛風是繼發於一定疾病或使用某些藥物引起的痛風，如白血病、淋巴瘤、多發性骨髓瘤、溶血性貧血、真性紅細胞增多症、惡性腫瘤、慢性腎功能不全，以及某些先天性代謝紊亂性疾病（如糖原累積病 I 型）等。使用速尿、乙胺丁醇、水楊酸類(如阿司匹林、對氨基水楊酸)及煙酸等，均可引起繼發性痛風。此外，酗酒、鉛中毒、鈹中毒及乳酸中毒等也可併發繼發性痛風。在某些原發性痛風中也存在繼發性因素。還有一種原因不明的高尿酸血症，稱為特發性高尿酸血症。

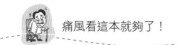

 小叮嚀

　　持續性高尿酸血症，20％在臨床上有腎病變表現，經過數年或更長時間可先後出現腎小管和腎小球受損，少部分發展至尿毒症。尿酸鹽腎病的發生率僅次於痛風性關節損害，並且與病程和治療有密切關係。

(三) 痛風的臨床表現

　　痛風主要臨床特徵是痛風性關節炎、痛風性腎病、痛風石和腎結石的形成，且常合併肥胖、高血壓病、高血脂症、糖尿病、動脈硬化、冠心病、腦血管疾病等。

關節炎發作

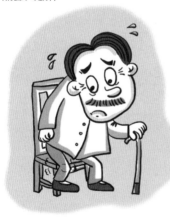

　　(1) 關節炎發作：痛風的初發部位大約70％都在腳拇趾的根部。此外還有腳、膝、手指、手肘等。如果長期放任不管，不去治療，腫脹的範圍及關節數目則會逐漸擴展。一旦發作，幾小時內會紅腫、疼痛，第二天早上甚至痛到不能行走。關節發炎導致關節內積存液體，周邊也有發炎症狀，與細菌所造成的化膿發炎症狀非常類似。出現發炎症狀部分的皮膚會發紅、緊繃、腫脹、充血。

(2) 發作的前兆：一旦有過發作的經驗以後，痛風發作的前幾小時或前一天，要發作的部位就有不舒服的感覺，或有鈍痛、沉痛感，或發燙的感覺。這些都稱為「痛風發作的前兆」。一旦對這些前兆放任不管，就會急速出現典型的痛風發作現象。痛風發作的前兆為輕微的食慾不振、噁心、局部僵硬等。此外，痛風發作前兆有時並非發生在腳拇趾，而是在大的關節處，如膝關節等部位。年輕人有時還會伴隨發熱的現象，不過大多為輕微的發熱而已。出現發熱等嚴重現象時，做血液檢查將會發現血沉值增高、C反應蛋白(CRP)呈陽性、白細胞增加等異常現象。

(3) 慢性關節炎：痛風不治療，放任不管，導致關節炎急性發作無法痊癒，而下一次的發作又陸陸續續地出現。也就是說，會持續出現慢性關節炎，無症狀的時期變得非常短暫，甚至還會出現急性惡化的現象。從剛開始發作到變成慢性期為止，平均為12年。此外，這個時期不只是關節，心臟、腎臟、腦部、皮膚等組織內也都會有尿酸結晶的沉積。眼睛可見之處，如耳朵等部位形成痛風結節，由於不斷進行骨和關節的破壞，因此關節變形、脫臼，機能減退，對日常生活運作造成妨礙。這些只要照X光檢查就可一目了然了，骨頭出現好像被老鼠咬過的痕跡，再繼續發展，整個骨都會被溶解掉。尿酸會沉積於腎臟，造成腎功能障礙，到末期時，也有因尿毒症而死亡的例子。

(4) 痛風結節：尿酸鹽沉積於軟骨或關節周圍，以及肌肉和皮下組織等處的硬塊，稱為痛風結節。痛風結節容易出現在

血液循環較少的部位，最喜歡出現在耳垂，其次是腳趾的關節附近，還有手肘、手指、足踝的附近都會形成。解剖學研究發現，腎臟等組織也會出現痛風結節。痛風結節減少尿酸的溶解度，尿酸鈉成結晶沉積，呈瘤狀，大小從粟粒般大到如核桃般大都有，通常不會痛。此外，痛風結節出現在手指時，容易造成關節的運動限制或變形。結節的內容物為白色的黏液狀或豆腐渣狀，逐漸增大會使皮膚變薄，最後破裂，露出豆腐渣狀的物質。如果對於尿酸值較高的狀態放任不管，則痛風結節會逐漸增大。反之，若將尿酸值控制在正常範圍，則尿酸結晶會溶解在血液中，從腎臟排泄出去，結節就會逐漸縮小。也就是說，若形成痛風結節就可證明尿酸的控制相當不良。存在痛風結節，就可診斷確定是罹患痛風了。因此要養成時時檢查耳垂和手肘是否有結節的狀況。不治療且放任不管，則大部分的人（約60％）從最早的關節炎發作開始，5年左右會出現痛風結節。

(5) 痛風性腎病：痛風發生腎臟損害時，稱為痛風性腎病。痛風常有明顯的關節炎臨床症狀，而腎臟改變常是隱匿的。一般說來，痛風關節炎反覆發作多年，才有腎損害。但也有例外，腎臟損害可發生在關節炎之前。痛風腎臟損害有慢性痛風性腎病、泌尿系尿酸結石及急性梗阻性腎病。痛風患者出現腎結石的機率比一般人更高，占痛風患者的10％～30％。此外，20％的痛風患者，其腎結石所引起的疼痛發作比關節炎發作更早。結石經由腎臟、輸尿管、膀胱往下滑落，移動時會損傷臟器，導致出血，形成血尿，產生強烈的疼痛感。這時除了血尿

痛風性腎病

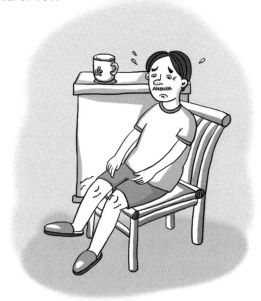

之外，腰和腹部也會產生劇痛，60％為尿酸形成的結石，40％為磷酸與草酸鈣鹽形成的結石。一般說來，X光可以拍到鈣鹽結石，但很難拍到尿酸結石。如果結石排出，拿到醫院檢查，分析其成分就可得知是否為尿酸結石。形成結石不會立刻危及生命。尿酸沉積於腎臟，使腎臟功能減退的狀態，稱為「痛風腎」。到這種狀態時，體內無法排泄老舊廢物，毒素彌漫全身，因此出現尿毒症。變成尿毒症時，尿量減少，面如土色，氣色極差。全身倦怠、浮腫時，眼瞼增厚，按壓足脛時會有陷凹的現象。沒有接受適當治療的痛風患者比一般人的平均壽命縮短10～20年，其主要原因是痛風腎造成尿毒症，占死因的60％～70％。最近由於藥物和透析治療的發展，因動脈硬化所引起的心臟病和腦血管障礙已經取代尿毒症，成為死亡的重大原因。

痛風性腎臟損害有三個階段，分為相應的三種證型：

①　初期。痰濕阻絡，痹阻關節，以關節症狀為主，間有蛋白尿、血尿，腎功能損害屬早期。②　中期。脾腎虧虛，水濕不

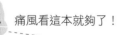

化，可無明顯胃腸道症狀，關節炎間有發作，腎功能衰竭屬中期。

③ 晚期。脾腎虛衰，濕濁滯留，出現少尿、噁心嘔吐等末期尿毒症證候。

 小叮嚀

　　血中尿酸的增高，可以幫助痛風的診斷。但應注意到影響血尿酸增高的其他因素，如進食高熱量、高嘌呤的飲食，飢餓，飲酒，應用噻嗪類及氨苯喋啶等利尿劑，小劑量阿司匹林等，都能使血中尿酸增高，故不能「一次定終身」，僅因一次血尿酸值增高就戴上痛風的「帽子」。

（四）痛風的檢查與診斷

1. 尿酸的測定

　　血尿酸的測定是痛風患者的重要臨床生化檢查項目，主要特點是血尿酸升高。血液中98％的尿酸以鈉鹽形式存在，在體溫 37℃、pH7.4的生理條件下，尿酸鹽溶解度約為64毫克／升，加之尿酸鹽與血漿蛋白結合約為4毫克／升，血液中尿酸鹽飽和度約為70毫克／升。因此，血尿酸＞416微摩爾／升時，為高尿酸血症。由於血尿酸受多種因素影響，應反覆測定。當血尿酸持續高濃度或急劇波動時，呈飽和狀態的血尿酸會結晶沉積在

組織中，引起痛風的症狀和體徵。此外，影響尿酸溶解度的因素，諸如雌激素水準下降、尿酸與血漿蛋白結合減少、局部溫度和pH值降低等，也可促使尿酸鹽析出。因此，高尿酸血症為痛風發生的最重要生化基礎。然而在血尿酸持續增高者中，僅有10％左右罹患痛風，大多為無症狀性高尿酸血症；而少部分痛風患者在急性關節炎發作期血尿酸可在正常範圍。這些說明痛風發病原因較為複雜，也說明高尿酸血症和痛風應該加以區別。

血尿酸升高有時呈間歇性和波動性，有些痛風患者在一次關節炎發作期間，測定幾次血尿酸結果可不相同，有的升高，有的則正常；還有些患者在某一次發作時血尿酸值不升高，但在下一次發作時血尿酸值卻明顯高於正常。所以，對血尿酸測定為正常的患者不宜立即否定痛風性關節炎之診斷，應強調多次反覆檢測。

醫檢師忠告

① 患者應在清晨空腹狀態下抽血送檢，飽食後尤其是進食高嘌呤食物後可使血尿酸明顯升高，故檢測血尿酸前3天內應避免進食高嘌呤飲食及飲酒。

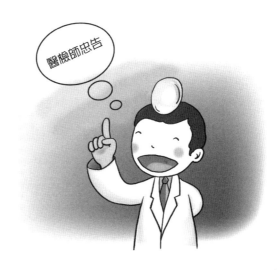

② 一些影響尿酸排泄的藥物在檢測血尿酸前應停用，如水楊酸類藥(如阿司匹林)、降血壓藥、利尿劑、泰爾登等，應停藥5天以上。

③ 抽血檢測前應避免劇烈運動，如奔跑、快速登樓梯、負重挑擔等，因劇烈運動及缺氧可使血尿酸升高。

2. 24小時尿尿酸測定

測定24小時尿尿酸對診斷痛風的作用不確定，因為尿中尿酸含量的測定比較費時繁瑣，收集尿液又不夠精確，特別是老年男性伴有前列腺肥大及排尿不暢等情況時，收集的尿量不能反映真正的尿量而造成測定誤差。此外，尿酸排出量還常受某些藥物、飲水量及出汗等情況的影響，特別是痛風患者在有腎臟病變及腎功能減退的狀態下，尿中尿酸排出量可明顯降低。以上這些情況都使尿尿酸測定的診斷作用下降。所以，單獨依靠24小時尿尿酸測定來確診痛風是不可靠的，必須同時測定血尿酸值才具有診斷意義。

痛風患者進行尿尿酸測定，需要在低嘌呤飲食5天後，留取 24小時尿。但首先需明確患者有無必要做此項檢查。患者如有腎功能減退、尿路梗阻、大量腎盂積水、尿瀦留、排尿不暢等，尿尿酸的測定均會受到影響，則無須做此檢查。

留取24小時尿的方法為：將第一天早晨7時(排空膀胱，然後留尿，此時算作24小時的起點)至第二天早晨7時的尿(應包括早晨起床時的第一次小便，即晨尿)全部留下收集在一個容器內。用量杯計算總尿量有多少CC，在預先準備好的化驗單上填

寫24小時總尿量，再做尿pH值定性實驗，並取200CC左右尿送到化驗室進行24小時尿尿酸定量檢測。

醫檢師忠告

① 留尿前5天應停用一切對尿酸排泄有影響的藥物。

② 留尿前3天應避免進高嘌呤飲食。

③ 留尿前1天及留尿當日應避免劇烈運動、大量出汗。

④ 留尿當天應適當飲水(尤其在夏季)。如有腹瀉、嘔吐，應改期檢測。

⑤ 尿液易腐敗，故留尿的容器內要放適量防腐劑，尤其在夏季，可在尿中加入適量甲苯。甲苯漂浮在尿液表面形成薄膜，以隔絕細菌進入。有條件時不用甲苯，把尿放入冰箱保存亦可。

⑥ 留存的尿液儘量避免混入雜質。

⑦ 尿液應準確留取和稱量，容器要完整、密閉，並及時送醫院測定。

⑧ 假如患有發熱、尿路感染或其他急性疾病，應改期檢測。

3. 尿常規檢查

痛風患者尿常規檢查主要是觀察尿酸鹼度(pH)，當尿液 pH 小於6.0時，則說明患者的尿液呈酸性，不利於尿酸的排泄，需服用小蘇打片等鹼化尿液的藥物，也可服用鹼化尿液的中藥。

此外，還可多用一些鹼性食物及飲料。自我監測尿酸鹼度時應注意某些影響因素，若飲食中含有較多的果糖、乳糖、半乳糖、維生素 C、對氨基水楊酸、異煙 、磺胺類、四環素、阿托品、嗎啡等，均可影響尿液的酸鹼度。

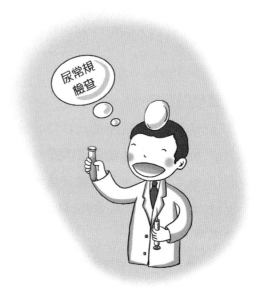

4. 血常規、血沉、血脂、血糖、肝腎功能檢查

生化檢查以高血脂症，尤以三酸甘油升高最為多見。雖然差異無統計學意義，但血尿素氮、肌酐、膽固醇、三酸甘油升高者，病程均比未升高者長。合併痛風性腎病、脂肪肝的病例，病程也比無合併症者顯著延長。提示在痛風治療中，必須注意保護腎功能和改善高血脂症。

(1) 血常規：①白細胞計數及分類。痛風患者在關節炎急性發作期，尤其是伴有畏寒、發熱者，外周血白細胞計數升高，通常可升至 $(10\sim15)\times109$ / 升；個別可高達20×109 / 升或以上，中性粒細胞亦升高。但關節炎發作較輕的病例及間歇期患者白細胞計數及分類可正常。②紅細胞及血紅蛋白。痛風患者

紅細胞及血紅蛋白大多正常,當出現痛風性腎臟病變,尤其是腎功能減退時,紅細胞及血紅蛋白可減少,顯示有貧血之改變。

(2) 尿常規:痛風之急性、慢性高尿酸血症,腎病及尿酸性結石的患者,尿常規檢查常可發現蛋白、管型、紅細胞;合併尿路感染,可見大量白細胞和膿細胞。90％的患者尿液呈酸性,尿比重降低;部分患者尿沉渣可發現尿酸結晶。即使臨床無明顯腎損害的高尿酸血症及痛風患者,也可有輕度或間歇性蛋白尿。

(3) 紅細胞沉降率(血沉):痛風性關節炎發作較輕及痛風間歇期,患者的紅細胞沉降率大多正常,而痛風性腎病患者特別是出現腎功能減退的患者,血沉可增快,最高可達60毫米／小時以上。

(4) 血脂及載脂蛋白:血脂異常在痛風及高尿酸血症患者中十分常見,主要是三酸甘油(TC)、膽固醇(TCH)、低密度及極低密度脂蛋白(LDL、VLDL)、載脂蛋白B(ApoB)等升高,而高密度脂蛋白膽固醇(HDL-C)降低。其中,以高三酸甘油(TG)血症最常見,發生率為40％～70％;高膽固醇血症約為20％;HDL-C降低的檢出率在30％～40％。以上這些血脂異常改變在伴有肥胖、高血壓、糖耐量降低或糖尿病以及嗜菸酒的痛風患者和高尿酸血症患者時發生率更高。即使體重正常或偏低,血壓及葡萄糖耐量試驗正常,無菸酒嗜好的高尿酸血症及痛風患者,血脂異常也較一般人群高,進一步論證了痛風的遺傳缺陷可引起血尿酸及脂代謝異常。

(5) 肝功能：痛風與高尿酸血症患者合併肝腫大及肝功能異常的發生率較高，可超過50％，肝功能異常發生率可高達70％。以丙氨酸氨基轉移酶(ALT)及天門冬氨酸氨基轉移酶(AST)升高最常見，乳酸脫氫酶(LDH)及 γ-谷氨酸轉肽酶(γ-GT)亦可輕度或中度升高，但膽紅素和黃疸指數升高者不多見。痛風肝損害的原因主要是脂肪肝，其他引起肝損害的原因可能合併有膽囊炎、膽石症、飲酒引起的酒精性肝病及抗痛風藥物，如秋水仙鹼、別嘌呤醇、苯溴馬隆造成的肝損害等。

(6) 腎功能：單純性高尿酸血症及無腎臟損害的痛風患者，腎功能檢查可無異常；部分痛風患者在發作期可出現一過性蛋白尿及尿素氮、肌酐暫時性升高，發作緩解後則可恢復正常。痛風及高尿酸血症早期，腎髓質損害要早於腎皮質，故腎小管功能檢查異常先於腎小球濾過率下降，而濃縮稀釋功能下降可為尿酸性腎病的最早信號；繼之可出現腎小球濾過率及內生肌酐清除率輕度下降，尿白蛋白及 β_2 微球蛋白(β_2-MG)測定可能有輕度升高。隨著病程延長及病情進展，腎功能可逐漸減退而出現尿素氮、肌酐明顯升高，最後可導致尿毒症。

5. 關節腔滑囊液穿刺檢查

通過對痛風患者關節腔穿刺術抽取滑囊液，在偏振光顯微鏡下可發現白細胞中有雙折光的針狀尿酸鹽結晶。關節炎急性發作期通常有90％以上的檢出率。但是用普通光學顯微鏡，其陽性率僅為偏振光顯微鏡的一半左右。

不論患者是否接受治療，絕大多數處於間歇期的痛風患者

進行關節腔滑囊液檢查，仍然可以見到尿酸鹽晶體。因此，本項檢查與穿刺和活檢痛風白內容物，均具有確診意義，應視為痛風診斷的「金標準」。

在關節炎發作期間，如果證實有關節腔或關節滑囊積液，則可進行穿刺，對抽出的液體進行化驗檢查，為痛風的鑒別診斷提供直接證據。主要檢查內容為：

(1) 積液外觀檢查：一般為半透明或微混之淡黃色至棕黃色液體。如積液為不透明混濁液體，或含有絮狀物，或積液為膿性甚至血性(排除穿刺損傷因素)，則應考慮化膿性、結核性、外傷性關節炎等引起的積液。

(2) 積液尿酸檢測：痛風性關節炎的關節或滑囊積液中，尿酸含量明顯升高，而其他性質的關節炎，如風濕性關節炎、類風濕性關節炎、結核性關節炎的關節積液中，尿酸含量正常或明顯低於痛風性關節炎。

(3) 積液尿酸鹽結晶檢查：痛風性關節炎的關節或滑囊積液中，或積液的白細胞內，可發現雙折光的針狀尿酸鹽結晶，而其他原因引起的關節積液中則無此發現。尿酸鹽結晶的發現對痛風的確診有關鍵意義。

6. 組織學檢查

對痛風患者表皮下痛風結節進行穿刺和活檢痛風石內容物，通過偏振光顯微鏡亦可以發現其中有大量的尿酸鹽結晶，其形態呈針狀，與滑膜囊液檢查相同。也可通過紫尿酸銨試驗、尿酶分解以及紫外線分光光度計測定等方法分析活檢組織

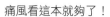

中的化學成分。本項檢查與關節腔液穿刺檢查對痛風診斷具有確診意義。

7. 其他檢查

　　由於痛風患者常同時併發有其他代謝紊亂性疾病，如糖尿病、高血脂症、高血壓、冠心病、動脈硬化等，所以對每個痛風患者，有必要做下列檢驗。

　　(1) 腎臟超音波檢查：可以瞭解有無腎結石及痛風腎的改變。

　　(2) 心、腦血管功能檢查：可做心電圖、超音波心動圖、心功能測定、腦血流圖等常規檢查，必要時行頭顱叮或冠狀動脈造影術，以確定有無冠心病、腦動脈硬化等病變。此外，眼底檢查可發現有無眼底視網膜動脈硬化，亦可作為發現動脈硬化的簡便方法之一。

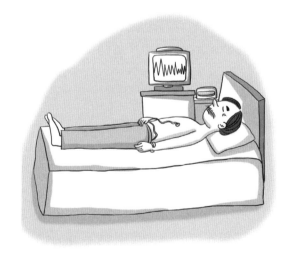

(3) 病變關節的放射影像檢查：對有痛風性關節炎反覆發作的患者，應做病變關節X光攝片，以瞭解關節病變的程度，並為痛風的診斷提供證據。另外，利用雙能X光骨密度測量儀，可早期發現受累關節的骨密度改變，並可作為痛風性關節炎診斷與病情觀察的評價指標。CT核磁共振成像檢查兩項聯合進行，可對多數關節內痛風石作出準確診斷。

(4) 泌尿系統X光造影檢查：可早期發現腎、輸尿管及膀胱等泌尿系統結石，並可觀察雙腎功能狀態及腎盂、輸尿管外形，以確定有無腎盂積水、梗阻等。由於尿酸結石可被X光透過，故大多數痛風患者僅做腹部X光平片檢查是不能發現結石影的，還必須做靜脈腎盂造影檢查。

小叮嚀

　　調查證實：在不足20年的時間裡，痛風的初發平均年齡下降了6.3歲，不足40歲初次發病者增加了26.3％。究其原因主要有4點：①攝入富含嘌呤類食物者迅速增多。②肥胖者增多。③起居不規律，運動量越來越少。④與痛風的相關疾病增多。

8. 痛風診斷標準

(1) 美國風濕病協會(1977年)標準：關節腔液中有特異性尿酸鹽結晶，或用化學方法或偏振光顯微鏡證實痛風石中含有尿酸鹽結晶，或具備以下12項(臨床、實驗室、X光表現)中的6

項：①急性關節炎發作＞1次。②炎症反應期在1天內達高峰。③單關節炎發作。④可見關節發紅。⑤第一蹠趾關節疼痛或腫脹。⑥單側第一蹠趾關節受累。⑦單側跗骨關節受累。⑧可疑痛風石。⑨高尿酸血症。⑩不對稱關節內腫脹(X光證實)。⑪無骨侵蝕的骨皮質下囊腫。⑫關節炎發作時關節液微生物培養陰性。

(2) 日本修訂標準：凡是具備以下標準中的第1～2項或第3～5項中的任何一項，即可診斷痛風：①血尿酸水準升高。②突發單關節紅腫熱痛(如趾、蹠、踝、膝、肘等處)。③關節腔穿刺抽取滑囊液檢查有尿酸鹽結晶。④痛風石組織活檢有尿酸鹽結晶。⑤受累關節X光檢查呈鑿孔樣缺損，邊緣有增生反應。

(3) 痛風的診斷標準：中華醫學會風濕病分會已制定了《原發性痛風診治指南》，現轉摘其診斷要點如下。

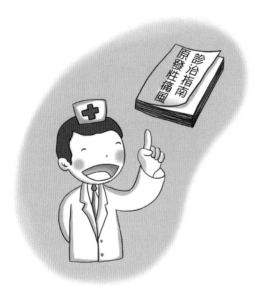

症狀：①突發關節紅腫、疼痛劇烈，累及肢體遠端單關節、特別是第一趾蹠關節多見，常於24小時左右達到高峰，數天至數週內自行緩解。②早期試用秋水仙鹼可迅速緩解症狀。③飽餐、飲酒、過勞、局部創傷等為常見誘因。④上述症狀可反覆

發作，間歇期無明顯症狀。⑤皮下可出現痛風石結節。⑥隨病程遷延，受累關節可持續腫痛，活動受限。⑦可有腎絞痛、血尿、尿排結石史或腰痛、夜尿增多等症狀。

體徵：①急性單關節炎表現，受累關節局部皮膚緊張、紅腫、灼熱，觸痛明顯。②部分患者體溫升高。③間歇期無體徵或僅有局部皮膚色素沉澱著、脫屑等。④耳郭、關節周圍偏心性結節，破潰時有白色粉末狀或糊狀物溢出，經久不癒。⑤慢性期受累關節持續腫脹、壓痛、畸形，甚至骨折。⑥可伴水腫、高血壓、腎區叩痛等。

輔助檢查：①血尿酸的測定。以尿酸酶法應用最廣，男性為210～416微摩爾／升；女性為150～357微摩爾／升，停經期後接近男性。血尿酸＞416微摩爾/升為高尿酸血症。由於血尿酸受多種因素影響，存在波動性，應反覆測定。

②尿酸的測定。正常為1.2～2.4毫摩爾／升，若＞3.6毫摩爾／升，為尿酸生成過多型，僅占少數；多數＜3.6毫摩爾／升，為尿酸排泄減少型。實際上不少患者同時存在尿酸生成增多和排泄減少兩種缺陷。

③關節腔滑囊液及痛風石檢查。急性關節炎期，行關節穿刺抽取關節腔滑囊液，在偏振光顯微鏡下，關節腔滑囊液中或白細胞內有負性雙折光針狀尿酸鹽結晶，陽性率約為90％。穿刺或活檢痛風石內容物，亦可發現同樣形態的尿酸鹽結晶。此項檢查具有確診意義，應視為痛風診斷的「金標準」。

④X光檢查。急性關節炎期可見關節周圍軟組織腫脹；慢性關節炎期可見關節間隙狹窄、關節面不規則、痛風石沉積，典

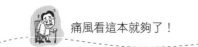

型者骨質呈蟲噬樣或穿鑿樣缺損、邊緣呈尖銳的增生硬化，常可見骨皮質翹樣突出，嚴重者出現脫位、骨折。

⑤超音波檢查。由於大多尿酸性尿路結石X光檢查不顯影，可行腎臟超音波檢查。腎臟超音波檢查亦可暸解腎損害的程度。

診斷方法：①急性痛風性關節炎。急性痛風性關節炎是痛風的主要臨床表現，常為首發症狀。目前多採用1977年美國風濕病學會的分類標準。同時應與風濕熱、丹毒、蜂窩纖組炎、化膿性關節炎、創傷性關節炎、假性痛風等相鑒別。

②間歇期痛風。此期為反覆急性發作之間的緩解狀態。通常無任何不適或僅有輕微的關節症狀，因此此期診斷必須依賴過去的急性痛風性關節炎發作史及高尿酸血症的病史。

③慢性期痛風。慢性期痛風為病程遷延多年，持續高濃度的血尿酸未獲滿意控制的後果，痛風石形成或關節症狀持續不能緩解是此期的臨床特點。結合X光或結節活檢找尿酸鹽結晶不難診斷，此期應與類風濕性關節炎、銀屑病關節炎、骨腫瘤等相鑒別。

④腎臟病變。尿酸鹽腎病患者最初表現為夜尿增加，繼之尿比重降低，出現血尿，輕、中度蛋白尿，甚至腎功能不全。此時，應與腎臟疾病引起的繼發性痛風相鑒別。尿酸性尿路結石則以腎絞痛和血尿為主要臨床表現，X光片大多不顯影，而超音波檢查則可發現。對於腫瘤廣泛轉移或接受放療、化療的患者突發急性腎功能衰竭，應考慮急性尿酸性腎病，其特點是血尿酸、尿尿酸急驟升高。

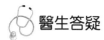 醫生答疑

高尿酸血症與痛風有何區別？

　　高尿酸血症是指血中尿酸超過正常範圍的一種狀態。很多原因都可以引起血中尿酸鹽含量升高，而痛風則是最常見的原因之一。痛風是指在長期高尿酸血症的情況下，導致人體器官和組織發生病變。主要導致痛風性關節炎、痛風性腎臟病變、痛風性腎結石、痛風性心臟病、痛風性高血壓病等嚴重併發症。高尿酸血症也可以說是痛風的前奏，但並不一定都能演變為痛風病，而痛風患者均有高尿酸血症。

（五）治療痛風的西藥

　　治療痛風的藥物可歸納為三大類：①鎮痛消炎類藥物。這類藥物主要有秋水仙鹼、吲哚美辛、保太松類、布洛芬類、炎痛喜康、腎上腺皮質激素等。②抑制尿酸合成藥物。目前供臨床使用的只有別嘌呤醇一種。③促進腎臟排泄尿酸的藥物。目前常用的製劑有丙磺舒(羧苯磺胺)、苯溴酮(苯溴馬龍、痛風利仙)和苯磺唑酮三種。

　　(1) 急性發作期治療藥物：

　　①秋水仙鹼。對本病有特效，開始每小時0.5毫克或每2小時1毫克，至症狀緩解或出現噁心、嘔吐、腹瀉等腸道反應時停用。一般需4～8毫克，症狀可在6～12小時內減輕，24～48小時內控制，以後可給0.5毫克，每日2～3次，維持數天後停藥。胃

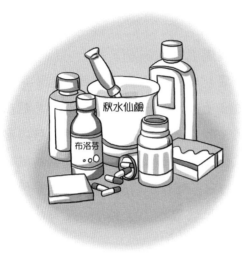

腸道反應過於劇烈者可將此藥1～2毫克溶於20CC生理鹽水中，於5～10分鐘內緩慢靜脈注入，但應注意勿使藥物外漏，視病情需要6～8小時後再注射，有腎功能減退者24小時內不宜超過3毫克。對診斷困難病例可做試驗性治療，有助於鑒別診斷，副作用為禿髮、白細胞降低。

②保泰松或羥基保泰松。有明顯抗炎作用，且能促進尿酸排出，對發病數日者仍有效。初劑量為0.2～0.4克，以後每4～6小時0.1克，症狀好轉後減為0.1克，每日3次，連續數日停藥。本藥可引起胃出血及水鈉瀦留，有活動性潰瘍病患者及心臟功能不全者忌用。白細胞及血小板減少的副反應偶有發生。

③吲哚美辛。療效與保泰松相仿。初劑量為25～30毫克，每8小時1次，症狀減輕後為25毫克，每日2～3次，連服2～3日。副作用有胃腸道刺激、水鈉瀦留、頭暈、頭痛、皮疹等，有活動性消化道潰瘍者禁用。

④布洛芬。每次0.2～0.4克，每日2～3次，可使急性症狀在2～3日內迅速得到控制。本藥副作用較小，偶有腸胃反應及轉氨酶升高。

⑤炎痛喜康。每日20毫克，1次頓服。偶有胃腸道反應，長

期用藥應注意血象及肝腎功能。

　　⑥萘普生。口服每日500～750毫克，分2次服用，副作用小。

　　⑦促腎上腺皮質激素與潑尼松。對病情嚴重而秋水仙鹼等治療無效時，可採用促腎上腺皮質激素25毫克加入葡萄糖中靜脈滴注，或用40～80毫克分次肌內注射，此藥療效迅速，但停藥後易於「反跳」復發，可加用秋水仙鹼0.5毫克，每日3次，以防止「反跳」。口服潑尼松亦有速效，但停藥容易復發。因長期用激素易致糖尿病、高血壓等併發症，兩者儘量不用。

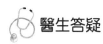 醫生答疑

痛風可以根治嗎？

　　痛風屬於終身性疾病，不能徹底根治。但痛風可以被有效的控制，關鍵是做到堅持不懈地自我保養，輔以適當的藥物治療，使血尿酸保持在正常範圍，並使痛風發作次數減少到最低限度，儘量延長痛風的間歇期，即可帶病延年。

　　(2) 間歇期及慢性期治療及藥物：

　　一般處理。飲食控制，避免進食高嘌呤飲食，如動物內臟、骨髓、海味、蛤蟹等。肥胖患者應減少熱量的攝取，降低體重。宜多飲水以利尿酸排出。避免過度勞累、緊張、飲酒、受冷、受濕及關節損傷等誘發因素。

　　降低血尿酸藥物的應用。根據患者腎臟功能及24小時尿酸排出量，每日排出尿酸量低於600毫克及腎功能良好者，用排尿

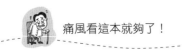

酸藥；腎功能減退及每日排出尿酸量高於600毫克者，選用抑制尿酸合成藥；在血尿酸增高明顯及痛風石大量沉積的患者，可兩者合用，有使血尿酸下降及痛風石消退加快的作用。因兩組藥物均無消炎止痛作用，且在使用過程中有促使尿酸進入血液循環，導致急性關節炎發作的可能，故不宜在急性期應用。

　　①丙磺舒為排尿酸藥。初用0.25克，每日2次，2週內增至0.5克，每日3次，最大劑量每日不超過2克。約5％患者發生皮疹、發熱、腸胃刺激、腎絞痛及激起急性發作等副作用。

　　②苯磺唑酮為排尿酸藥。自小劑量開始，50毫克，每日2次，漸增至100毫克，每日3次，每日最大劑量為600毫克。此藥對胃黏膜有刺激作用，胃及十二指腸潰瘍病患者慎用。

　　③苯溴馬龍為排尿酸藥。每日1次，25～100毫克。可有胃腸道反應、腎絞痛及激發急性關節炎發作。

　　④異嘌呤醇為抑制尿酸合成藥。每次100毫克，每日3次，可增至200毫克，每日3次。個別患者可有發熱、過敏性皮疹、腹痛、腹瀉、白細胞及血小板減少，甚至肝功能損害等副作用，停藥及給予相應治療一般均能恢復，偶有發生壞死性皮炎則病情嚴重，應立即搶救治療。用藥期間也可能發生尿酸轉移性痛風發作，可輔以秋水仙鹼治療。

　　⑤秋水仙鹼的應用。在痛風反覆發作的患者，慢性炎症不易控制，雖經上述治療，有時仍有局部關節酸痛或急性發作，此時可用小劑量秋水仙鹼維持，每日0.5毫克或1毫克。

　　⑥其他。對有高血壓、冠心病、肥胖症、泌尿系感染、腎功能衰竭等伴發或併發症者，須進行對症治療；關節活動困難

者須予以理療和鍛鍊；痛風石潰破成瘺管者應予以手術刮除。

　　(3) 無症狀高尿酸血症的治療及藥物：無症狀高尿酸血症的危險性在於痛風發作，或最終發生腎結石。高尿酸血症患者發生痛風的可能性大致和血清尿酸水準增高的程度成正比。據觀察，在青春期開始有高尿酸血症的男性，至第一次痛風發作之間的間隔一般為20～25年或更長。這並不意味著要對所有高尿酸血症患者都給予預防性治療，以防止其中少數人痛風發作。一般認為，對無症狀性高尿酸血症無須治療。但也不是不管它，因為高尿酸血症畢竟是不正常的，持久的高血尿酸，有可能造成尿酸結晶和尿酸鹽結晶在腎盂、輸尿管或腎小管及腎間質沉積，造成腎損害，引起腎結石，所以應該尋找高血尿酸的原因，如利尿藥、降壓藥、化療藥等藥物因素及腎病、血液病、糖尿病等，找出原因，同時應避免肥胖、高嘌呤及高熱量飲食、酗酒、過度疲勞、精神緊張、創傷、濕冷等誘發因素。降低血尿酸，這是有益無害的事。當有下列幾種情況時，則應考慮治療：有痛風臨床症狀；有痛風家族史；上述一些原因排除後，仍有高血尿酸(超過0.54毫摩爾／升，即超過9毫克／分升)。

　　(4) 繼發性痛風的治療及藥物：除治療原發疾病外，對痛風的治療原則同前述，降低血尿酸以異嘌呤醇為首選。但由於尿酸生成和排出較多，排尿酸藥易加重腎臟負擔而不選用。

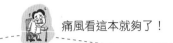

 小叮嚀

治療痛風的總體原則是：①合理的飲食控制。②充足的水分攝入。③規律的生活制度。④適當的體能活動。⑤有效的藥物治療。⑥定期的健康檢查。

(六) 痛風的中醫診斷標準

中醫對痛風的認識最早見於《靈樞・賊風》篇，而「痛風」一詞則由李東垣、朱丹溪首先提出。《靈樞》對痛風的病因、誘因做了初步探討，認識到痛風患者可不因外感風寒之邪或其他邪氣而突然發病。《金匱要略》則對痛風的認識有了很大的進展，認為痛風的形成，主要在於先天稟賦不足，脾腎功能失調，復因飲食勞倦、七情所傷等釀生濕濁、痰濁流注關節、肌肉、骨骼，致氣血運行不暢；氣血失暢，瘀血凝滯，痰瘀交結而致關節腫大畸形。痛風的病位初期表現在肌膚、關節之經脈，繼而侵蝕筋骨，內損臟腑。病的性質為本虛標實，以脾腎虧虛，脾運失調，臟腑蘊熱為本，在出現症狀之前即有先天脾腎功能失調。以濕濁、毒邪、痰瘀為標，病久不癒，損傷脾腎，致脾腎陽虛，濁陰毒邪內蘊，發為「關格」之變。歷代醫者所論及的「痛風」不同 於現代風濕病學中的痛風，僅與痛風性關節炎有相似之處。根據疾病發展不同時期的臨床表現，現代醫學所稱的痛風可歸屬於中醫的不同病名，如「痛痹」「歷節」「腳氣」等。

目前，痛風的中醫診斷標準，「痛風的診斷依據、證候分類、療效評定」標準。診斷依據為：①多以單個趾關節，卒然紅腫疼痛，逐漸痛劇如虎咬，晝輕夜甚，反覆發作。可伴發熱、頭痛等症。②多見於中老年男子，可有痛風家族史。常因勞累、暴飲暴食、吃高嘌呤飲食、飲酒及外感風寒等誘發。③初起可單關節發病，以第一趾關節為多見。繼則足踝、跟、手指和其他小關節，出現紅、腫、熱、痛，甚則關節腔可有滲液。反覆發作後，可伴有關節周圍及耳郭、耳輪和趾、指骨間出現「塊」(痛風石)。④血尿酸、尿尿酸增高。發作期白細胞總數可升高。⑤必要時做腎超音波掃描、尿常規、腎功能等檢查，以瞭解痛風後腎病變情況。X光片檢查可示軟骨緣鄰近關節的骨質有不整齊的穿鑿樣圓形缺損。

　　中醫證候分類：①濕熱蘊結。下肢小關節卒然紅腫疼痛，拒按，觸之局部灼熱，得涼則舒。伴有發熱口渴、心煩不安、尿溲黃。舌紅，苔黃膩，脈滑數。②瘀熱阻滯。關節紅腫刺痛，局部腫脹變形，屈伸不利，肌膚色紫暗，按之稍硬，病灶周圍或有塊壘硬結，肌膚乾燥，皮色暗黧。舌質紫暗或有瘀斑，苔薄黃，脈細澀或沉弦。③痰濁阻滯。關節腫脹，甚則關節周圍水腫，局部酸麻疼痛，或見塊壘硬結不紅。伴有目眩，面浮足腫，胸脘痞滿。舌胖質紫暗，苔白膩，脈弦或弦滑。④肝腎陰虛。病久屢發，關節痛如虎咬，局部關節變形，晝輕夜甚，肌膚麻木不仁，步履艱難，筋脈拘急，屈伸不利，頭暈耳鳴，顴紅口乾。舌質紅，少苔，脈弦細或細數。

　　中醫對痛風病因與發病機制的認識有以下幾方面：①素體

陽盛，臟腑蘊毒。臟腑積熱是形成毒邪攻入骨節的先決條件，積熱日久，熱鬱為毒是發生本病的根本原因。②濕熱濁毒，留注關節。濕熱濁毒，根於脾胃，留滯經脈，壅閉經絡，流注關節，若正虛邪

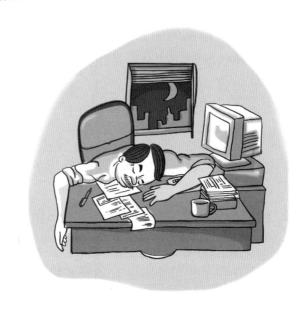

戀，濕毒不去，循經竄絡，附於骨節，形成痰核，堅硬如石。所以濕熱濁毒是形成痛風石的主要原因。③脾虛為本，濕濁為標。素體脾虛加之飲食不節，損傷脾胃，運化失調，釀生濕濁，外注皮肉關節，內留臟腑，發為本病。④外邪侵襲。外邪留滯肌肉關節致氣血不暢，經絡不通，不通則痛，久則可致氣血虧損，血熱致瘀，絡道阻塞，引起關節腫大、畸形及僵硬。

　　中醫療效評定：①治癒。症狀消失，實驗室檢查正常。②好轉。關節腫脹消退，疼痛緩解，實驗室檢查有所改善。③未癒。症狀及實驗室檢查無變化。

醫生忠告

　　痛風患者必須持續服藥，並且節制過頻的性生活。中年男

子一般以每週不超過1次為度。如果病情已發展至有關節畸形、腫痛,應採取女上男下位的性交姿勢以保護患者疼痛的關節,避免其承受重壓,否則會造成關節損傷。合併尿路結石的患者,應注意性衛生,避免尿路感染。當患者有明顯的腎功能損害時則不宜進行性生活。

🌸 (七) 中醫藥治療痛風 🌸

根據中醫疾病分類,痛風屬於「痹症」。各種類型的關節炎都屬中醫痹症。按照中醫辨證施治的原則,關節炎偏於風者,祛風為主。偏於寒者,散寒為主。濕邪偏勝者,化濕為主。熱邪偏勝者,清熱為主。痛風患者應

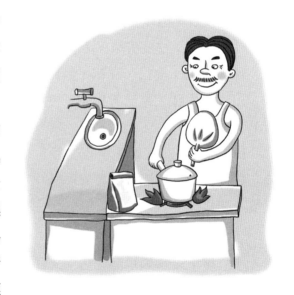

根據其關節炎的症狀特點與是否急性發作等決定痹症的性質,是屬於風寒濕痹,還是風濕熱痹,有無痰瘀痹阻證,然後再對症下藥。

(1) 濕熱痹:關節腫脹,疼痛,痛處掀紅灼熱,其痛劇烈,夜間痛甚,口乾,心煩,小便黃赤,大便乾結或不爽,舌紅苔

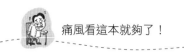
黃膩，脈滑數有力。

【治法】：清熱利濕，通絡止痛。

【方藥】：滑石、薏仁、蠶砂、小紅豆、連翹各15克，制半夏、山梔各12克，杏仁10克。便秘者，加大黃；痛甚者，加三七、乳香、沒藥；紅腫甚者，加金銀花、黃柏、土茯苓；上肢關節痛者，加羌活，威靈仙；下肢關節痛者，加牛膝、木瓜。

(2) 頑痹：關節紅腫疼痛反覆發作，關節腫大，畸形僵硬，關節附近及皮下出現痛風石，舌紫暗或有瘀斑，脈細澀。

【治法】：祛痰清熱，活血通絡。

【方藥】：桃仁、紅花、當歸、五靈脂各10克，地龍、秦艽、川芎、牛膝、羌活各12克，沒藥6克，炙甘草3克，黃柏10克。

(3) 腎虛：夜尿增多，蛋白尿、少尿，下肢浮腫或全身浮腫，腰痛膝軟。偏陽虛者畏寒肢冷，面色挑白；偏陰虛者頭昏耳鳴，潮熱盜汗。

【治法】：補腎利尿。

【方藥】：枸杞15克，菟絲子、續斷、桑寄生、女貞子、車前子各20克，白茅根30克。

陽虛明顯者，加仙靈脾、仙茅；陰虛明顯者，加黃柏、知母；腹脹、便溏者，加黨參、白朮；頭昏頭暈、肝陽上亢者，加鉤藤、菊花、天麻。

(4) 石淋：尿中時夾砂石或X光片顯示泌尿係結石，小便澀滯不暢，或尿時中斷或時不能卒出，或尿中帶血，腰腹疼痛，

脈弦。

【治法】：通淋利尿，消除結石。

【方藥】：石韋、瞿麥、茯苓、雞內金各15克，車前子12克，王不留行10克，冬葵子15克，金錢草30克，滑石10克，海金沙20克。腰腹絞痛者，加白芍緩急止痛；尿血者，加小薊涼血止血。

醫生忠告

酒精對腦組織的損害非常嚴重，甚至影響到中樞神經系統。一次大量飲酒，甚至會出現不可逆的神經系統損害。常年過量飲酒，損傷肝、膽、腎等器官，也可誘發痛風發作。近年酗酒者有低齡化傾向，低齡痛風患者也增多。

（八）防患於未然

1. 痛風的預防

近年來，痛風的患病率逐年增高。痛風未累及腎臟者，經過有效防治預後良好，但如防治不當，不僅急性發作給患者造成極大痛苦，而且容易變成慢性，並導致關節僵硬、變形，形成痛風石、瘺管，以及腎結石、腎損害等嚴重後果。因此，預防痛風的發生，減少痛風的復發，迅速治療急性期痛風和加強慢性期治療，預防痛風的併發症特別是腎損害，顯得越來越

重要。原發性痛風多由先天性嘌呤代謝紊亂引起，屬遺傳性疾病。因此，痛風的發病與體質及飲食等關係密切。所以，痛風還是可以預防的。

(1) 患病家族普查：痛風發病具有一定的家族性，因此應加強對患病家族進行普查，及早發現無症狀的高尿酸血症，如血尿酸超過0.42毫摩爾／升時，應及時使用促進尿酸排泄或抑制尿酸生成的中藥和(或)西藥，使血尿酸恢復到正常水準，防止痛風的發生。痛風患者則應定期復查血尿酸，使其維持在正常水準，減少痛風的復發。

(2) 控制飲食：高嘌呤飲食是痛風素質者發病的促進因素，痛風患者應避免進食高嘌呤飲食。動物內臟(腦、肝、腎、心等)、骨髓、海產品等含嘌呤豐富；魚蝦類、肉類、豌豆、菠菜等亦含一定量嘌呤；蔬菜、水果、牛奶、雞蛋等則不含嘌呤。對高嘌呤食物應限制進食，含少量嘌呤的食物可煮後去湯食用。痛風的基礎是高尿酸血症，防治高尿酸血症

控制飲食

是預防痛風的根本。肥胖、高血壓、高血脂、糖尿病均為痛風的危險因素。

所以，防治高血壓、高血脂，積極治療糖尿病可以有效地預防痛風發作。有報導，肥胖者血尿酸值平均高於常人59.5～

119微摩爾／升；高血脂者血液高凝，可促發動脈硬化；血液中尿酸濃度過高，直接損傷動脈內壁和促進血液凝固。限制飲食，降低體重，防止發胖常可使高尿酸血症得到控制，但由於脂肪等組織分解過快可引起血酮體及乳酸濃度增加，抑制尿酸排泄而誘發痛風的急性發作，因此節制飲食不能操之過急。此外，飲酒使痛風發生的危險性增加，因為乙醇代謝使乳酸增加，乳酸可抑制腎小管對尿酸的排泄；乙醇能促進腺嘌呤核苷酸分解而使血尿酸升高；酒類可提供嘌呤原料，如啤酒中就含有大量鳥苷，導致正常人飲酒後血尿酸突發性升高，而使原有高尿酸血症者痛風發作。

因此，有痛風傾向或痛風家族史者，應嚴格戒酒，同時禁菸，且不宜食用辛辣、煎炸燻烤的食物，儘量少食高脂肪及易於化濕生熱之食物。避免過度勞累、緊張、受冷、受濕、關節損傷等誘發因素，增加鹼性食物的攝入，多飲水促進尿酸排泄，這些都是預防痛風發生的重要措施。

2. 痛風的信號

目前痛風發病率越來越高，所以遇到下列情況時應考慮痛風的可能性，並及早採取防治措施。

① 多反覆發作的關節紅、腫、熱、痛，典型部位為足蹠趾關節，其他包括踝、膝、腕、肘和掌指關節等。早期發作未經治療可自行緩解。間歇期無症狀。

② 秋水仙鹼對關節炎治療有特效。

③ 有明確的痛風家族史。

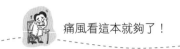

④ 中老年男性，超重或肥胖者，有高嘌呤飲食史。

⑤ 血尿酸高於正常。

⑥ 關節周圍、皮下或耳郭處發現有結節者，穿刺後可有乳白色牙膏樣液體流出。

⑦ 有痛風相關性疾病，如肥胖症、高血壓病、冠心病、動脈硬化、高血脂和糖尿病等。

⑧ 有原因不明的泌尿系統結石，尤其是多發性腎結石或雙側廣泛的腎結石。

3. 早期發現痛風

早期發現痛風最簡單而有效的方法就是檢測血尿酸濃度。對人群進行大規模的血尿酸普查可及時發現高尿酸血症，這對早期發現及早期防治痛風有十分重要的意義。在目前尚無法提供進行大規模血尿酸檢測的情況下，至少應對下列人員進行血尿酸的常規檢測。

① 60歲以上的老年人，無論男女及是否肥胖。

② 肥胖的中年男性及停經期後的女性。

③ 高血壓病、動脈硬化、冠心病、腦血管病患者。

④ 糖尿病(主要是2型糖尿病)患者。

⑤ 原因未明的關節炎，尤其是中年以上的患者，以單關節炎發作為特徵。

⑥ 腎結石，尤其是多發性腎結石及雙側腎結石患者。

⑦ 有痛風家族史的成員。

⑧ 長期嗜好肉類，並有飲酒習慣的中年以上的人。

凡屬於以上所列情況中任何一項的人，均應主動去醫院做有關痛風的實驗室檢查，不要等到已出現典型的臨床症狀(如皮下痛風結石)後才去求醫。如果首次檢查血尿酸正常，也不能輕易排除痛風及高尿酸血症的可能性，以後應定期復查，至少每年健康檢查一次。這樣，可使痛風的早期發現率大大提高。為了提高檢測準確率，在血尿酸檢測時需注意以下幾點：①應在清晨空腹抽血，進餐尤其是高嘌呤飲食可使血尿酸偏高。②在抽血前一週，停服影響尿酸排泄的藥物。③抽血前避免劇烈運動，因劇烈運動可使血尿酸增高。④由於血尿酸有時呈波動性，一次正常不能排除高尿酸血症，應多查幾次才可靠。

　　有時痛風發作時血尿酸不一定會升高，相反伴有血尿酸升高的關節炎也不是百分之百可診斷為痛風。但只要提高警惕，想到有痛風的可能性，就能做到早期診斷，誤診的可能性就很小了。

4. 痛風性腎損害的預防

　　痛風性腎病是決定痛風預後的重要合併症。從各年齡段痛風患者痛風性腎病出現率顯示，隨著年齡的增大，痛風性腎病有增加的趨勢。

　　痛風性腎損害主要表現為痛風性腎病、急性腎功能衰竭和尿路結石。痛風患者最易受損害的內臟器官就是腎臟。臨床歷時較久的痛風患者約1/3有腎損害，有時也會因高血壓、糖尿病、高血脂症等誘因，引起腎功能不全。腎功能不全在初期幾乎沒有症狀，稍有發展，就會出現排尿次數增加，夜間多次起

夜。對腎功能不全不能有效控制，往往會使其慢性化，引發尿毒症，即在腎功能極端低下的狀態下，本應在尿中排泄的物質都沉積在體內，給全身臟器帶來各種損害。繼續發展下去，就會呈現出全身乏力、頭暈、頭痛、噁心、嘔吐、食欲不振、貧血等各種症狀。病情如進一步加重，還會出現痙攣、昏迷、幻覺等症狀，甚至導致死亡。

所以，痛風患者尤其是病程較長的患者，必須有預防痛風腎損害的意識，積極地採取有效措施保護腎臟。長期服用利尿劑、阿司匹林、青黴素、抗結核藥等藥物者，應定期檢測血尿酸，因為上述藥物抑制腎小管排泄尿酸。血尿酸升高不但引起痛風發作，而且血中過飽和尿酸鹽沉積在各主要臟器，可引起器質性病變，尤其是腎臟病變，高濃度尿酸鹽長期在腎組織內沉積，可使腎小管尿酸排泄率降低，引起高尿酸血症。因此，既要預防高尿酸血症引起的腎功能障礙，積極控制血尿酸水準，又要預防腎功能不全引起的高尿酸血症。

具體方法主要有：①控制高尿酸血症。②積極防治泌尿系統感染。③高血壓患者應將血壓控制在正常水準。④避免有損腎臟的藥物

嚴格遵守痛風患者的膳食原則增加飲水量

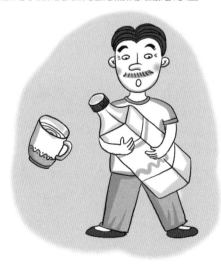

及造影劑。⑤嚴格遵守痛風患者的膳食原則：增加飲水量、鹼化尿液等。

　　痛風中腎結石的發生主要與尿尿酸的排泄有關，即尿尿酸濃度越高，腎結石的發生率越高。因此，除了大量飲水，鹼化尿液外，高尿尿酸排泄性患者不宜再用促進尿酸排泄的藥物，避免結石形成。

　　此外，具有清熱利尿、通淋消石功效的中藥，對消除因尿酸鹽沉積和因尿酸結晶沉積引起的尿路阻塞有一定的治療作用。臨床常選用金錢草、海金沙、雞內金、石韋、瞿麥、生薏仁、車前子等。此外，用車前草、玉米鬚、薏仁泡水代茶頻頻飲用，亦可促進尿酸排泄。由於痛風主要是由於先天稟賦不足，脾腎功能失調所致，屬本虛標實之證。因此，慢性期強調用補法，長期加強對肝脾腎的調補，或養肝補腎，或溫腎健脾，或健脾益氣。增強肝脾腎的功能十分重要，常以獨活寄生湯、左歸飲、右歸丸、參苓白朮散等加減治療。

小叮嚀

　　據統計，痛風患者中有20％～30％身體表面出現結石，由於結石多發生在四肢關節及附近，患者關節功能嚴重下降、致殘，甚至失去自理能力。

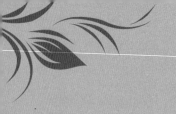

PART 2
食物療法

 醫生的話

　　痛風患者應該吃低嘌呤食物，少吃中嘌呤食物，不吃高嘌呤食物。痛風患者飲食控制的基本原則是不喝酒，不吃動物內臟(如肝、腎、腦、心、腸等)和肉類的湯，少吃海產品，並且喝充足的水分，其他食品均可適當食用，但如果因某種食物過量攝入，確實曾引起過痛風發作，那麼也應加以限制。

(一) 痛風的飲食治療

1. 痛風患者的食療原則

　　痛風患者應遵守飲食原則如下：

　　(1) 保持理想體重：超重或肥胖就應該減輕體重。不過減輕體重應循序漸進，否則容易導致酮症或痛風急性發作。

　　(2) 限制高嘌呤食物：過去主張用無嘌呤的飲食或嚴格限制富含嘌呤的食物，在限制嘌呤時，也限制了蛋白質，長期如此飲食會對全身營養造成不良的影響。目前主張根據不同的病

情，決定膳食中的嘌呤含量，限制含嘌呤高的食物。急性痛風時，每天嘌呤量應控制在150毫克以下，以免增加外源性嘌呤的攝入。禁止食用含嘌呤高的食物，如肝、腰、胰、沙丁魚、鳳尾魚、鰓魚、鯖魚、肉汁、小蝦、肉湯、扁豆、乾豆類。

(3) 蛋白質可根據體重按照比例來攝取：1公斤體重應攝取0.8～1.0克的蛋白質，並以牛奶、雞蛋為主。如果是瘦肉、雞鴨肉等，應該煮沸後去湯食用，避免吃燉肉或滷肉。

(4) 限制脂肪攝入量：為了促進尿酸的正常排泄，主張用中等量或較低量的脂肪，一般每日攝入量按每公斤體重0.6～1.0克為宜。痛風併發高血脂症者，脂肪攝取應控制在總熱量的20％～25％。在烹調肉時，應先用水焯

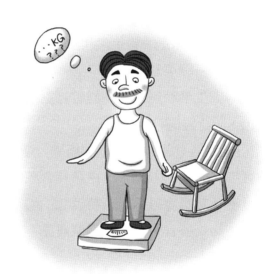

一下撈出，肉中的嘌呤可部分排出，因而降低了肉食中的嘌呤量。在限制總熱量的同時，患者的體重會有所變化，但切忌減得太猛，因突然減少熱量的攝入，會導致酮血症，酮體和尿酸相竟排出，使尿酸排出減少，能夠促使痛風的急性發作。

(5) 控制碳水化合物的攝入量：碳水化合物可促進尿酸排出，患者可食用富含碳水化合物的米飯、饅頭、麵食等。碳水

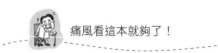

化合物的攝入應加以控制，痛風患者每日按每公斤體重4～5克為宜，占總熱量的50％～55％。

(6) 控制總熱能：痛風症與肥胖、糖尿病、高血壓及高血脂症等關係密切。痛風症患者中，糖耐量減退者可高達74％，高三酸甘油血症者達75％～84％。因痛風症患者多伴有肥胖、高血壓和糖尿病等。故應降低體重、限制熱能，體重最好能低於理想體重10％～15％。熱能根據病情而定，一般為1500～1800卡路里。切忌減重過快，應循序而進。

(7) 供給充足的維生素和鹼性食物：膳食中的維生素一定要充足，許多蔬菜和水果是成鹼性食物，能夠鹼化尿，又能供給豐富的維生素和無機鹽。同時可選用碳酸氫鈉等藥，使尿液鹼性化，防止泌尿系結石。

(8) 慢性痛風或緩解期的痛風，應給予平衡飲食：可以適當放寬嘌呤攝入的限制，自由選食含嘌呤少的食物，嘌呤的每日含量應在75毫克以內，維持理想的體重，瘦肉煮沸去湯後與雞蛋、牛奶交替食用，防止過度飢餓，平時應注意多飲水，少用食鹽和醬油。

(9) 咖啡、茶葉、可可等可適量選用：過去曾經有人建議禁用咖啡、茶和可可，因為它們含有可可鹼、茶葉鹼和咖啡鹼，可誘發痛風。但經動物實驗證明，可可鹼、茶葉鹼和咖啡鹼在人體代謝中生成甲基尿酸鹽，並非是引起痛風的尿酸鹽，甲基尿酸鹽並不沉積在痛風石中。因此，認為禁用咖啡、茶葉和可可缺少一定的科學根據，目前認為可以選用咖啡、茶葉和可可，但要適量。

(10) 大量喝水：每日飲水量推薦3000CC，有增加尿量(最好每天保持1500CC左右的排尿量)、促進尿酸排泄及避免泌尿系結石形成的作用。

(11) 少吃鹽：對合併高血壓病、心臟病、腎損害者應限制鹽的攝入，每日不超過6克為宜，一般控制在2～5克。

(12) 禁酒：酒精容易使體內乳酸堆積，對尿酸排出有抑制作用，易誘發痛風。啤酒最容易導致痛風發作，應絕對禁止。

(13) 少用強烈刺激的調味品或香料：中醫強調避免刺激性的飲料。鹼性飲料如可樂、雪碧、汽水、蘇打水等可以鹼化尿液，有助於尿酸排泄。

(14) 多吃蔬菜、水果：果蔬中除了菠菜、豆苗、黃豆芽、綠豆芽、花椰菜、紫菜、香菇的嘌呤量高外，其他皆可放心食用。

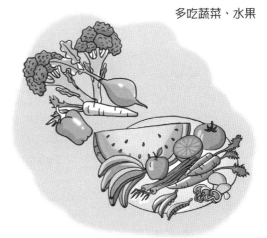

多吃蔬菜、水果

(15) 不宜使用抑制尿酸排出的藥物。

2. 痛風患者的食物選擇

根據嘌呤含量，將食物分為低嘌呤食物(每100克食物含嘌呤低於25毫克)、中等嘌呤食物(每100克食物含嘌呤25～150毫克)和高嘌呤食物(每100克食物含嘌呤高於150毫克)三類。但這

只是個原則性估計，在臨床實踐中需按實際情況做必要的調整。

(1) 可吃的低嘌呤食物：

主食類：米(白米、玉米、粟米、糯米等)、麥(大麥、小麥、燕麥、蕎麥等)、麵類製品(精白粉、富強粉、麵條、玉米粉、饅頭、麵包、餅乾、蛋糕)、蘇打餅乾、奶油小點心、高粱、馬鈴薯、甘薯、紅薯、荸薺等。

奶類：鮮奶、煉乳、乳酪、優酪乳、麥乳精、奶粉、霜淇淋等。

肉類與蛋類：雞蛋、鴨蛋、皮蛋、豬血、鴨血、雞血、鵝血等。

蔬菜類：青菜、大白菜、高麗菜、莧菜、雪裡蕻、茼蒿、芹菜、芥菜葉、空心菜、韭菜、韭黃、番茄、茄子、瓜類(瓠瓜、黃瓜、冬瓜、絲瓜、南瓜、菜瓜、苦瓜等)、胡蘿蔔、蘿蔔、花椰菜、青椒、洋蔥、蔥、大蒜、生薑、黑木耳、榨菜、泡菜、鹹菜等。

水果類：蘋果、香蕉、棗子、黑棗、梨、芒果、柑橘、橙、檸檬、葡萄、石榴、桃子、櫻桃、枇杷、鳳梨、李子、西瓜、木

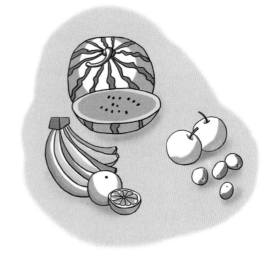

瓜、香瓜、葡萄乾、桂圓。

飲料：蘇打水、可樂、汽水、礦泉水、茶、果汁、咖啡、可可等。

其他：番茄醬、花生醬、果醬、醬油、冬瓜糖，油脂類(瓜子、植物油、牛油、奶油、杏仁、核桃、榛子)、巧克力、果凍、薏仁、糖、蜂蜜、海蜇、海藻、動物膠或瓊脂製的點心及調味品。

(2) 宜限量的中嘌呤食物：

豆類及其製品：豆製品(豆腐、豆腐乾、豆腐乳、豆奶、豆漿)、乾豆類(綠豆、紅豆、黑豆、蠶豆)。

肉類：雞肉（野雞、火雞、斑雞、石雞）、鴨肉、鵝肉、鴿肉、鵪鶉、豬肉、豬皮、牛肉、羊肉、鹿肉、兔肉。

水產類：草魚、鯉魚、鱈魚、比目魚、鱸魚、梭魚、刀魚、螃蟹、鰻魚、鱔魚、香螺、紅鱠、鮑魚、魚丸、魚翅。

蔬菜類：菠菜、筍(冬筍、筍乾)、豆類(四季豆、青豆、菜豆、豇豆、豌豆)、海帶、金針菜、銀耳、蘑菇、綠花椰菜、龍鬚菜、豆苗、黃豆芽。

其他：花生、腰果、芝麻、栗子、蓮子、杏仁。

(3) 禁忌的高嘌呤食物：

豆類及蔬菜類：黃豆、扁豆、紫菜、香菇。

肉類：肝(豬肝、牛肝、雞肝、鴨肝、鵝肝)、腸(豬腸、牛腸、雞腸、鴨腸、鵝腸)、心(豬心、牛心、雞心、鴨心、鵝心)、肚與胃(豬肚、牛肚、雞胃、鴨胃、鵝胃)、腎(豬腎、牛腎)、肺、腦、胰、肉脯、濃肉汁、肉餡等。

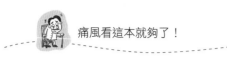

水產類：魚類(魚皮、魚卵、魚乾，沙丁魚、鳳尾魚、鯖魚、鰱魚、烏魚、鯊魚、帶魚、吻仔魚、海鰻、鯿魚乾、鯧魚)、貝殼類(蛤蜊、牡蠣、蛤子、蠔、淡菜、乾貝)、蝦類(草蝦、金勾蝦、小蝦、蝦米)、海參。

其他：酵母粉、各種酒類(尤其是啤酒)。

(二) 痛風患者的常用食物

1. 白米

白米為禾本科植物粳稻的種仁，各地均有栽培，是主食。白米味甘，性平，具有健脾和胃、益精強志、益氣除煩、聰耳明目、緩和五臟、生津止渴等功用。現代研究證實，白米是一種低嘌呤食物，痛風患者經常食用有助於減緩症狀。

2. 玉米

玉米為禾本科植物玉蜀黍的種仁，又名包米、包穀。玉米味甘，性平，具有通便、淡滲利濕、降壓消脂等功用。《本草推陳》中還說它「為健胃劑，煎服亦有利尿作用」。現代研究證實，玉米是一種基本上不含嘌呤的食物，所以，痛風患者經常食用有助於減緩症狀。玉米中所含的脂肪為不飽和脂肪酸，有助於人體內脂肪與膽固醇的正常代謝，對伴有高血壓病、腦血管意外、冠心病的痛風患者尤為適宜。

3. 粟米

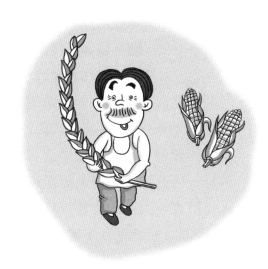

粟米為禾本科植物粟的種仁，為古老的糧食品種之一，也是中國北方地區的主要食糧。粟米性味甘鹹而涼，陳久者苦、寒，具有滋養腎氣、和中健脾、下氣除熱止瀉的功用。現代研究證實，粟米是低嘌呤食物，痛風患者經常食用有助於減緩症狀。

4. 糯米

糯米又名江米，為禾本科植物糯稻的種仁，可分為秈糯米和粳糯米兩種。加水煮熟後飯粒較黏，其性偏溫，是穀物中僅有的幾個溫性食物中的一種。糯米味甘，性溫，具有補中益氣、暖胃止瀉、止汗、縮小便等功用。現代研究證實，糯米是一種低嘌呤食物，痛風患者經常食用有助於減緩症狀。

5. 大麥

大麥是世界上第五大耕作穀物，為禾本科植物大麥的種仁，是一種主要的糧食和飼料作物，草本科植物。大麥是中國青藏高原和西南地區的主要糧食作物之一。大麥味甘、鹹，性

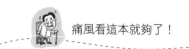

涼，具有健脾和胃、止渴除煩、利尿通淋、調中益氣等功用，適用於食穀不化、腹部脹滿、腹瀉、身熱煩躁、口渴、產後大便秘結等症。大麥芽可以和胃健脾、幫助消化、舒肝利氣、回乳，並能幫助調整腸胃功能。常用來治療食欲不振、消化不良、傷食、食積、胃腹脹滿及因乳汁鬱積引起的乳房脹疼等病症。現代研究證實，大麥芽中含有消化酶和維生素等營養成分，也是一種低嘌呤食物，痛風患者經常食用有助於減緩症狀。研究證實，大麥的營養特點是含有高纖維、高抗氧化成分，無膽固醇，低脂肪。美國農業部有一項研究顯示，大麥能降低人體總膽固醇水準和低密度脂蛋白膽固醇水準。大麥跟許多水果、蔬菜及燕麥一樣，富含可溶性纖維β-葡聚糖，這種物質能降低膽固醇。在大麥粒的果皮糊粉層中，還含有一種天然物質—生育三烯醇，可以控制與膽固醇合成有關的酶的活性。

研究證實，如果每天吃100克大麥麩，能有效降低人體血漿中膽固醇和糖的濃度，與注射胰島素的效果幾乎一樣。此外，大麥纖維還可以促進對健康有利的細菌在腸道裡生長，提高人體免疫力。因此，食用大麥不但可以降低血壓，減少患心臟病的風險，還能逆轉脂肪肝，糖尿病、肥胖症和心血管病患者更應該多食用。

6. 小麥

小麥為禾本科植物小麥的種仁，主要產區為黃河以北地區。在世界上，小麥的播種面積和總產量皆居於所有農作物之首。小麥味甘，性涼，具有清熱除煩、養心安神、益腎、止

渴、補虛損、厚腸胃、強氣力、止水痢等功用，適用於虛熱之
心煩不寧、失眠、臟燥、骨蒸潮熱、盜汗、咽乾舌燥、小便不
利等症。炒麵或炒焦的麵製品可止瀉痢。研究證實，小麥是低
嘌呤食物，痛風患者經常食用有助於減緩症狀。小麥胚芽是富
含核酸的天然食品。小麥胚芽的核酸含量高達3％，食用後可有
效補充體內核酸，有助於修復受損細胞和提高細胞再生能力，
如修補糖尿病患者的胰島細胞、肝炎患者的肝細胞等。

7. 燕麥

　　燕麥是禾本科一年生草本植物雀麥的種仁，為穀類的一
種，又稱野麥子、雀麥子、烏麥。以河北、山西、內蒙、四
川、甘肅、寧夏等高寒地區為主要產區，過去人們多將它作為
飼料，而在國外卻頗享盛譽，營養價值相當於小麥、粟米。燕
麥味甘，性溫，具有補益脾胃、滑腸催產的功用，適用於病後
體虛氣弱、納呆、大便不暢及孕婦滯產等症。

　　現代研究證實，燕麥是低嘌呤食物，痛風患者經常食用有
助於減緩症狀。燕麥中的胺基酸含量豐富，營養價值高，富含
纖維及植物蛋白，可降低血膽固醇，對血糖影響較小。燕麥所
含有的水溶性纖維及β-聚葡萄糖可以降低血中總膽固醇和低密度
脂蛋白膽固醇的量，以降低罹患心血管疾病的風險，並且可以
增加膽酸的排泄。水溶性纖維具有平緩飯後血糖上升的效果，
所以有助於糖尿病患者控制血糖。因為燕麥纖維中含有β-聚葡萄
糖，所以可以改善消化功能、促進腸胃蠕動，並改善便秘的情
形。燕麥中所含豐富的鋅，可以促進傷口癒合。其所含豐富的

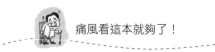

維生素E可以擴張末梢血管，並改善血液循環，調整身體狀況，所以能減輕更年期障礙症狀。因為燕麥中含有錳，所以也可以間接的預防骨質疏鬆。燕麥所含有的類脂酶、磷酸酶、糖苷酶等多種活性物質，有延緩細胞衰老和抑制老年斑形成的功能，對伴有冠心病的痛風患者尤為適宜。

8. 莜麥

莜麥為禾本科一年生草本植物莜麥的種仁，又名油麥、裸燕麥。莜麥在西北、華北等地均有栽培，主要產於長江與黃河流域廣大地區。營養價值極高，超過了白米、小麥、玉米等任何糧食作物，其所含熱量相當於同重量的牛羊肉，故特別耐饑，是長途趕路人的必備食品。莜麥味甘，性平，具有益肝和脾、補虛止汗、降血糖、降血壓的功用。

現代研究證實，莜麥是一種低嘌呤食物，痛風患者經常食用有助於減緩症狀。莜麥最適合伴有糖尿病、高血壓病的痛風患者食用。糖尿病患者在應用苯乙雙胍、胰島素時，以莜麥麵作主食要比吃相同重量的標準粉、稻米的空腹血糖、尿糖有明顯下降。由於莜麥的亞油酸含量高，可降低人體血液中膽固醇；含有8種植物膽固醇，可防止腸道吸附膽固醇；澱粉分子比白米和麵粉小，易消化吸收；含有果糖衍生的多糖，可被人體直接利用。對於高膽固醇的人，莜麥可降低其低密度脂蛋白膽固醇，升高其高密度脂蛋白膽固醇。莜麥高品質的膳食纖維，具有緩解結腸癌、糖尿病、便秘、靜脈曲張、靜脈炎等病患的功效。

9. 蕎麥

　　蕎麥為蓼科植物蕎麥的種仁，又名玉麥、三角麥、烏麥。各省均有種植，但以華北、東北地區為多。營養成分是糧食作物中的佼佼者，被譽為「高營養保健食品」。蕎麥味甘，性涼，具有開胃寬腸、下氣消積、除煩利濕、清熱解毒等功用，適用於食積氣滯、大便秘結、心腹脹悶疼痛、腹瀉、痢疾、絞腸痧、帶下、癰瘡、丹毒、燙火傷等症。

　　現代研究證實，蕎麥是一種低嘌呤食物，痛風患者經常食用有助於減緩症狀。蕎麥也是降血脂的佳品，對伴有高血脂症的痛風患者有較好的療效。蕎麥中所含的蘆丁物質，可有效地降低人體血脂和膽固醇。調查證實，尼泊爾人喜食蕎麥，他們的高血壓患病率極低。彝族人民長期以苦蕎為主食，他們的健康狀況很好，患高血壓病、高血脂症、糖尿病及心腦血管疾病的甚少。

10. 高粱

　　高粱米為禾本科植物蜀黍的種仁，是人類最早培育的作物之一。我國古書裡記載高粱的別名也多達十幾種，如蜀秫、蜀黍、荻粱、烏禾、秫秫等。中國是世界上栽培高粱最早的國家之一。高粱米的營養價值高於白米，北方居民的主食之一。高粱味甘、澀，性溫，無毒，具有溫補脾胃、澀腸止瀉等功用。現代研究證實，高粱是一種低嘌呤食物，痛風患者經常食用有助於減緩症狀。

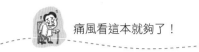

11. 馬鈴薯

馬鈴薯為茄科一年生草本植物，又名山藥蛋、地蛋、地豆、土芋、洋芋、荷蘭薯、地蘋果、爪哇薯等。馬鈴薯原產南美秘魯，後來傳到智利，是當時印加人的主要食物。現在各地均有栽培。馬鈴薯性平，味甘、辛，無毒，具有和中調胃、健脾益氣、消炎、解藥毒等功用。馬鈴薯是一種鹼性食品，同時還含有大量的維生素C和豐富的鉀鹽，這樣就可鹼化尿液，並有利尿作用。不僅如此，馬鈴薯還是一種低嘌呤食物，痛風患者經常食用馬鈴薯有助於減緩症狀。馬鈴薯中所含的膳食纖維有促進胃腸蠕動和加速膽固醇在腸道內的代謝，因此對伴有高血脂症的痛風患者尤為適宜。

12. 紅薯

紅薯為旋花科蔓性一年生草本植物的根莖，又名甘薯、甜薯、地瓜、紅苕、紅薯、紅芋、白芋、白薯、番薯等。紅薯性平味甘，具有補中和血、益氣生津、健脾胃、通便秘的功用。現代研究證實，紅薯是一種低嘌呤食物，痛風患者經常食用有助於減緩症狀。巴西的科學家們培育出一種紅薯，可供給人體大量的黏蛋白，能增進機體的健康，提高機體的免疫力，並促進膽固醇排泄，維護血管的彈性，減少動脈硬化。吃紅薯可以減肥，因為紅薯中的熱量低、水分多，其熱量比米飯低20％，並含有較多的維生素和胺基酸，可以減少皮下脂肪的堆積，避免過度肥胖。因此，紅薯對伴有單純性肥胖症的痛風患者尤為

適宜。

13. 小紅豆

　　小紅豆為豆科一年生草本攀緣植物小紅豆的種子，又名赤豆、紅豆、紅小豆、小豆、朱小豆、米小豆、小紅綠豆、飯赤豆等。小紅豆性平味甘酸，無毒，具有健脾利水、清熱除濕、和血排膿、消腫解毒的功用，適用於水腫、腳氣浮腫、黃疸、泄瀉、丹毒、癰腫瘡毒、便血、小便不利和增乳等。元代醫家王好古就曾說過：「小紅豆消水通氣而健脾胃。」《本草綱目》亦云：「小紅豆行津液，利小便，消脹除腫。」通利小便作用，就可增加痛風患者血尿酸的排泄。現代研究證實，小紅豆所含嘌呤也極少，熱量低，且富含維生素E及鉀、鎂、磷、鋅、硒等活性成分，是典型的高鉀食物，具有降血糖、降血壓、降血脂作用。所以，無論急慢性痛風患者，最宜用小紅豆煨湯食用，既增加飲水量，又加強利尿排泄作用。尤其適合於伴有糖尿病、肥胖症、高血脂症、高血壓病的痛風患者。

14. 荸薺

　　荸薺為莎草科植物荸薺的球莖，又名烏芋、馬蹄、地粟，產於中國南方，以廣東、廣西、福建等省出產為主。秋季、冬初採收，洗淨鮮用或風乾備用。荸薺性味甘、寒，入肺、胃經，有清熱養陰，生津止渴，消積化痰，止血止痢之功。現代研究證實，荸薺是低嘌呤食物，痛風患者經常食用有助於減緩症狀。

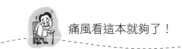

15. 牛奶

牛奶為牛科
動物奶牛的乳汁，
新鮮的消毒牛奶外
觀呈均勻膠態的流
體，乳白色或稍帶
微黃色，無沉澱，
無凝塊和雜質，具
有牛奶固有的香
味，煮沸時不凝
結。牛奶類脂肪包

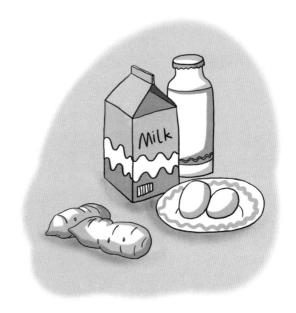

括飽和脂肪酸和不飽和脂肪酸，它們以較小的微粒分散於乳漿
中，有利於消化吸收。牛奶性味甘平，具有補虛贏、益肺氣、
潤皮膚、解毒熱、潤腸通便等功用。鮮乳中所含的糖為乳糖，
甜度只有蔗糖的1/6，可促進胃腸蠕動和消化腺分泌。牛奶是一
種高蛋白、多水分、基本不含嘌呤的滋補佳品，最宜痛風患者
飲用。無論急性期或慢性期痛風患者，均宜長期服食。

16. 雞蛋

雞蛋為雉科動物家雞的卵，不但是人們日常生活中的理想
蛋類食品，也是嬰幼兒、孕產婦與年老體弱者的滋補佳品。雞
蛋味甘，性平，無毒，具有滋陰潤燥、養血安神的功用。現代
研究證實，雞蛋是低嘌呤食物，痛風患者經常食用有助於減緩

症狀。雞蛋黃中所含的卵磷脂除能健腦外，還可使血液中的膽固醇和脂肪顆粒變小並保持懸浮狀態，從而避免其在血管壁上沉積。對伴有高脂血症的痛風患者尤為適宜。

美國營養學家和醫學工作者用雞蛋來防治動脈粥樣硬化，獲得了意料之外的驚人效果，他們從雞蛋、核桃、豬肝中提取卵磷脂，每天給心血管病患者吃4～6湯匙。3個月後，患者的血清膽固醇從1%降到0.18%。這一研究成果，得到世界醫學界的關注。各國相繼將此法用於臨床，均獲得滿意效果。雞蛋中的蛋白質對肝臟組織損傷有修復作用。蛋黃中的卵磷脂可促進肝細胞的再生。還可提高人體血漿蛋白量，增強肌體的代謝功能和免疫功能。雞蛋中含有較多的維生素B2，可以分解和氧化人體內的致癌物質。雞蛋中含微量元素硒、鋅，根據對全世界人類癌症死亡率進行的分析，人們發現癌症的死亡率與硒的攝入量成反比。居民血液中含硒量較高或吃含硒量較豐富食物的地區，總的癌症死亡率要低於那些居民攝入硒少的地方的死亡率。

17. 鴨蛋

鴨蛋的體積和重量均比雞蛋大，但味道稍遜於雞蛋。鴨是水禽，喜食小魚、小蝦、螺螄、水草，故其卵腥氣甚重，因而直接食用的消費量遠不及雞蛋。鴨蛋性味甘鹹而涼，無毒，具有清熱滋陰的功用。現代研究證實，鴨蛋是低嘌呤食物，痛風患者經常食用有助於減緩症狀。

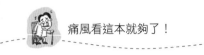
痛風看這本就夠了！

18. 豬血

豬血是一種價廉物美的食品，充分利用豬血中的蛋白質是提高膳食營養的一個重要途徑。豬血性味鹹平，具有補益精血、強身健體等功用。現代研究證實，豬血是低嘌呤食物，痛風患者經常食用有助於減緩症狀。

19. 青菜

青菜性涼，味甘，具有散血消腫、清熱解毒、通利腸胃的功用。青菜基本上是一種不含嘌呤的四季常青蔬菜，它不僅含較多的維生素C和鉀鹽，而且還屬一種鹼性食物，痛風患者多吃青菜可減少尿酸沉積，有助將尿酸排出體外。中醫認為青菜還有解熱除煩、通利腸胃的功用。《滇南本草》還說它能「利小便」，所以，痛風之人一年四季均宜常吃、多吃青菜。

20. 大白菜

大白菜性平味甘，有養胃利竅、通利大便、解熱除煩等功用。大白菜基本上是一種不含嘌呤的四季常青蔬菜，它不僅含較多的維生素C和鉀鹽，而且還屬一種鹼性食物，痛風患者多吃大白菜可減少尿酸沉積，有助將尿酸排出體外。

21. 高麗菜

高麗菜性平，味甘，無毒，具有利五臟、調六腑、填腦髓的功用。《本草綱目拾遺》稱它「補骨髓，利五臟六腑，利關

節，通經絡中結氣」。現代研究證實，高麗菜是一種基本上不含嘌呤的蔬菜，它含有大量的維生素C，具有排泄體內有害物質的作用，痛風患者經常食用高麗菜有助於減緩症狀。高麗菜中的丙醇二酸還可阻止糖類轉變成脂肪，防止脂肪和膽固醇沉積。因此，高麗菜亦屬痛風之人宜食之物。

22. 花椰菜

花椰菜性平，味甘，無毒，具有補腦髓、利五臟、開胸膈、益氣力、壯筋骨等功用。現代研究證實，花椰菜中維生素C的含量特別豐富，而嘌呤的含量很低，每100克花椰菜含嘌呤的量在75毫克以下。不僅如此，花椰菜性質清涼，能清熱、通利大小便，所以痛風患者宜常食之。

23. 莧菜

莧菜性寒涼，味甘，具有清熱解毒、清肝利膽明目、補血止血、抗菌止瀉、利尿除濕、通利二便等功用。現代研究證實，莧菜是低嘌呤食物，痛風患者經常食用有助於減緩症狀。

24. 雪裡蕻

雪裡蕻性味辛溫，具有宣肺豁痰、溫中利氣的功用。《名醫別錄》中記載：雪裡蕻「主除腎邪氣，利九竅，明耳目，安中，久服溫中」。現代研究證實，雪裡蕻是低嘌呤食物，痛風患者經常食用有助於減緩症狀。

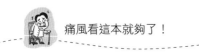

25. 茼蒿

茼蒿性平，味辛，無毒，具有和脾胃、安心氣、利二便、消痰飲的功用。現代研究證實，茼蒿中含有揮發油、膽鹼等物質，能開胃、降壓、補腦，對咳嗽、消化不良、記憶力減退、便秘、心血管疾病患者有輔助治療作用。茼蒿中的粗纖維較多，能助消化、通便和降低膽固醇。茼蒿也是低嘌呤食物，伴有心腦血管疾病的痛風患者宜常食之。

26. 芹菜

芹菜有水芹與旱芹之分，水芹性涼，味甘辛，有清熱、利水作用；旱芹性涼，味甘苦，也有清熱、祛風、利濕之功效。所以，無論水芹旱芹，對急性期痛風者尤宜。現代研究證實，芹菜是高鉀食物，富含維生素，鉀可減少尿酸沉積，有助將尿酸排出體外，淨化人體的血液，而且芹菜基本上不含嘌呤，這對痛風患者血尿酸偏高者有益。芹菜中含有較豐富的維生素P，可加強維生素C的作用，具有降壓和降血脂作用，對痛風患者併發的高血壓病、高血脂症均有明顯作用。

27. 蕹菜

蕹菜性寒而滑（又稱空心菜），味甘，具有清熱、解毒、涼血、利尿的功用。現代研究證實，蕹菜是低嘌呤食物，痛風患者經常食用有助於減緩症狀。蕹菜中的粗纖維較多，具有促進腸蠕動的作用，可以通便解毒，降低膽固醇。紫色蕹菜中還

含有胰島素樣成分，能降低血糖水準。因此，蕹菜對伴有高血脂症、糖尿病的痛風患者尤為適宜。

28. 韭菜

韭菜性溫，味甘辛，無毒，具有溫中行氣、健胃提神、溫腎陽暖腰膝、散瘀解毒、活血止血、止瀉、調和臟腑等功用。現代研究證實，韭菜是低嘌呤食物，痛風患者經常食用有助於減緩症狀。韭菜中的粗纖維可促進腸蠕動，有通便和降低血膽固醇的作用。韭菜中的揮發油有降低血脂、擴張血管的作用。因此，韭菜對伴有高血脂症的痛風患者尤為適宜。

29. 番茄

番茄性平，味甘酸，具有生津止渴、健胃消食、涼血平肝、清熱解毒的功用。現代醫學研究證實，番茄是鹼性食物，痛風患者多吃鹼性食物可減少尿酸沉積，有助將尿酸排出體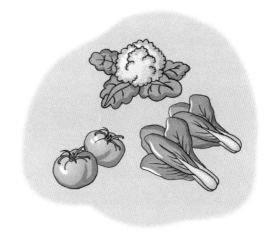外。番茄中的維生素C含量雖不高，但因其有抗壞血酸酶和有機酸的保護而不易被破壞。維生素C可軟化血管而防止動脈硬化，可與亞硝胺結合而具有防癌抗癌作用。番茄中的尼克酸既可保護人體皮膚健康，又能促進胃液正常分泌和紅細胞生成。番茄

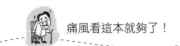

中的谷胱甘肽物質可延緩細胞衰老，有助於消化和利尿。番茄中的纖維素可促進胃腸蠕動和促進膽固醇由消化道排出體外，因而具有降低血膽固醇和通便的作用。番茄中的有機酸可促進食物消化，黃酮類物質有顯著的降壓、止血、利尿作用。

30. 茄子

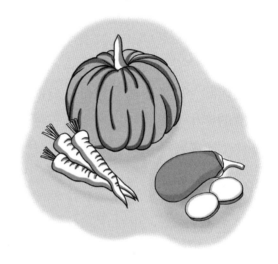

茄子性寒涼，味甘，無毒，具有清熱活血、止痛消腫、祛風通絡、利尿解毒等功用。現代研究證實，茄子不僅是一種鹼性食品，同時幾乎不含有嘌呤物質，而且有一定的利尿功用，痛風患者經常食用有助於減緩症狀。茄子中的水蘇鹼、葫蘆巴鹼、膽鹼等物質，可以降低血液中的膽固醇水準，對預防冠心病等有很好的作用。因此，茄子對伴有冠心病的痛風尤為適宜。

31. 黃瓜

黃瓜性寒，味甘，無毒，具有清熱解渴、減肥利尿等功用。現代研究證實，黃瓜屬於鹼性食品，它含有豐富的維生素C、鉀鹽和多量的水分。較多的鉀鹽有利尿作用，所以，痛風患者宜多吃生黃瓜，或作為涼拌菜食用，可減少尿酸沉積，有助

將尿酸排出體外。中醫認為黃瓜有除熱、利水、解毒、生津止渴的作用。《本草求真》曾說：「黃瓜氣味甘寒，服此能利熱利水。」這對血尿酸偏高痛風者，通過「利熱利水」作用而排泄出多餘的尿酸，頗有益處。

32. 冬瓜

冬瓜性味甘淡，微寒涼，具有清熱毒、利小便、止渴除煩、祛濕解暑、解魚毒等功用。《本草再新》中說冬瓜能「利濕去風」。現代研究證實，冬瓜本身也是低嘌呤食物，而且水分多，維生素C的含量特別豐富，這對尿酸偏高的痛風患者，有促進尿酸的排泄作用，故痛風之人宜常食之。冬瓜中不含脂肪，而含有丙醇二酸，這種物質能阻止體內脂肪堆積，故而有利於減肥。此外，吃冬瓜能利尿，從而能排出體內過多的水分，改善體形，減輕體重，降低血脂，縮小腰圍。因此，冬瓜對伴有單純性肥胖症的痛風患者尤為適宜。

33. 絲瓜

絲瓜性涼，味甘，無毒，具有祛暑清心、涼血解毒、通絡行血、利腸下乳等功用。現代研究證實，絲瓜是低嘌呤食物，痛風患者經常食用有助於減緩症狀。絲瓜中含有皂苷類物質，具有一定的強心作用。絲瓜中的苦味物質及黏液汁具有化痰作用。絲瓜中還含有干擾素誘生劑，能刺激人體產生干擾素，增強人體免疫功能。

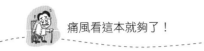
34. 南瓜

南瓜性溫，味甘，具有潤肺、益氣、除濕祛蟲、退熱止瀉、止痛、安胎的功用。現代研究證實，南瓜是一種鹼性食物，也是一種低嘌呤食物。《滇南本草》載：「南瓜橫行經絡，利小便。」民間用南瓜粉治療糖尿病，取得了可喜的療效。所以，慢性痛風者最宜食用南瓜。不僅如此，南瓜熱能少，這對肥胖的痛風患者更為適宜。因此，伴有糖尿病、肥胖症的痛風患者宜常食南瓜。

35. 苦瓜

苦瓜味苦，生則性寒，熟則性溫、無毒。生則具有清暑泄熱、明目解毒的功用，熟則具有養血滋肝、潤脾補腎的功用。現代研究證實，苦瓜是低嘌呤食物，痛風患者經常食用有助於減緩症狀。苦瓜中含有類似胰島素的物質，可以降低血糖，糖尿病患者日常食用苦瓜，可有一定的療效。因此，苦瓜對伴有糖尿病的痛風患者尤為適宜。

36. 胡蘿蔔

胡蘿蔔有種植的和野生的兩種，顏色有紅、紫紅、橘黃、生薑黃等。因根形不同又有長短和粗細之分，有的只有3～5公分長，有的則長達40公分以上。胡蘿蔔性平，味甘，無毒，具有健脾、化滯、下氣、補中、利胸膈腸胃、安五臟等功用。現代研究證實，胡蘿蔔是低嘌呤食物，痛風患者食之有助於減緩

症狀。伴有冠心病、高血壓病、高血脂症的痛風患者更宜經常食用。

37. 白蘿蔔

　　白蘿蔔的食用部分是其肉質根，民間有「十月蘿蔔小人參」的諺語。蘿蔔不僅品種很多，形狀不同，顏色也各有千秋，如白色、翠綠、黃綠、鮮紅和紫紅等。蘿蔔性涼，味辛甘，無毒，具有消食順氣、醒酒化痰、治喘止渴、利尿散瘀和補虛的功用。《食性本草》認為蘿蔔能「行風氣，去邪熱」。《隨息居飲食譜》也說它能「禦風寒」。痛風一症，仍屬於中醫的「痹證」範疇，由此可見，蘿蔔適宜痛風患者食用。現代研究證實，蘿蔔屬鹼性食品，又含有多量的水分和維生素，而含嘌呤成分很少，所以，痛風患者經常食用有助於減緩症狀。

38. 花菜

　　花菜又名綠菜花、青花菜、西蘭花，屬十字花科芸薹屬甘藍變種。其食用部分為綠色幼嫩花

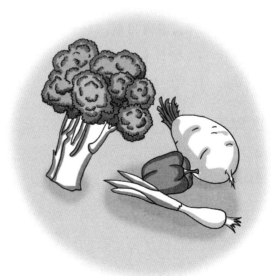

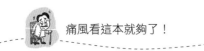

莖和花蕾。花菜性涼味甘，具有助消化、增食欲、生津止渴的作用。現代研究證實，花菜是高鉀食物，鉀可減少尿酸沉澱，有助將尿酸排出體外。花菜是一種低脂肪、低熱量的食物，因此適宜肥胖者食用，它的β胡蘿蔔素可以降低心臟病發作風險，另外高含量的纖維素也有助於降低血中膽固醇含量。減少鈉鹽攝入是降低高血壓的一項措施，而缺鉀、高脂、肥胖也是造成高血壓的因素，花菜低鈉、高鉀、低脂、低熱的特點正好滿足高血壓患者的需要。富含纖維素的花菜能有效降低腸胃對葡萄糖的吸收，進而降低血糖，有效控制糖尿病的病情。因此，花菜對伴有糖尿病、高脂血症、高血壓病、冠心病的痛風患者尤為適宜。

39. 青椒

青椒性熱，味辛，具有溫中、散寒、開胃、消食的功用。現代研究證實，青椒是低嘌呤食物，痛風患者經常食用有助於減緩症狀。青椒能夠促進脂肪的新陳代謝，防止體內脂肪積存。因此，伴有肥胖症的痛風患者經常食用青椒尤為適宜。

40. 洋蔥

洋蔥為百合科多年生草本植物洋蔥的鱗莖，具有撲鼻的香氣，是深受人們喜愛的一種調味蔬菜。洋蔥性溫，味辛辣，具有溫肺化痰、解毒殺蟲的功用。現代研究證實，洋蔥是低嘌呤食物，痛風患者經常食用有助於減緩症狀。洋蔥能溶血栓，也能抑制高脂肪飲食引起的血膽固醇升高。洋蔥中還含有一種能

夠降低血糖的物質甲磺丁脲，對腎上腺性高血糖有明顯的降糖作用。洋蔥中還含有前列腺素A，而前列腺素A是較強的血管擴張劑，能降低外周血管阻力，使血壓下降。它能增加腎血流量和尿量，促使鈉和鉀的排泄。洋蔥內的槲皮苦素在人體黃酮醇的誘導作用下，可以成為一種藥用配糖體，具有很強的利尿作用。因此，伴有高血壓病、高血脂、糖尿病、冠心病的痛風患者宜經常食用洋蔥。

41. 蔥

　　蔥為百合科草本植物蔥的葉或鱗莖，中國是栽培蔥的主要國家，全國各地均有分佈。蔥的辛辣香味較重，在菜肴中應用很廣，既可作輔料又可作調味品。蔥性溫味辛，具有祛風發表、通陽發汗、清肺健胃、解毒消腫的功用。現代醫學研究證實，蔥是低嘌呤食物，痛風患者經常食用有助於減緩症狀。利用蔥提煉出的蔥素對心腦血管硬化有較好的療效。蔥還有增強纖維蛋白溶解活性和降低血脂的作用，能消化凝血塊，避免發生血栓。在吃油膩厚味食物後2小時，再適度吃蔥，它仍有降低膽固醇的作用。經常吃蔥的人，膽固醇不易在血管壁上沉積，患動脈硬化、冠心病的機會比一般人要少得多。因此，伴有高血脂症、冠心病、腦血管意外的痛風患者宜經常吃蔥。

42. 大蒜

　　大蒜為百合科一二年生草本植物大蒜的鱗莖，其蒜葉和蒜苗均可作蔬菜食用。人們常喜歡把大蒜作為調料，因為炒菜做

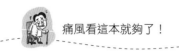

湯時加入適量的大蒜，能增加菜和湯的香味。大蒜性味辛溫，具有殺蟲除濕、溫中消食、化食消穀、解毒、破惡血、攻冷積等功用。現代研究證實，大蒜是低嘌呤食物，痛風患者經常食用有助於減緩症狀。冠心病患者服用大蒜油5個月，膽固醇可降低10％，三酸甘油可降低21％。大蒜可以預防腦血栓形成，糖尿病患者容易合併冠心病和腦血栓形成，大蒜素則能降低血糖，所以它對冠心病和血栓形成有預防作用。大蒜還由於含有一種配糖體而具有降壓作用。因此，伴有糖尿病、冠心病、高血脂症、腦血管意外的痛風患者宜經常食用大蒜。

43. 生薑

生薑為薑科多年生草本植物薑的鮮根莖，呈黃色或灰白色。生薑是一種重要調料，可將自身的辛辣和芳香味滲入菜肴中，使之鮮美可口。生薑味辛性微溫，具有發汗解表、溫中散寒、和胃止嘔的功用。現代研究證實，生薑可以強心、軟化血管、改善血液循環。生薑也是一種低嘌呤食物，痛風患者食之有助於減緩症狀。

44. 黑木耳

黑木耳性平，味甘，具有補氣益智、滋養強壯、補血活血、涼血止血、護膚美容、滋陰潤燥、養胃潤腸等功用。現代研究證實，黑木耳是低嘌呤食物，痛風患者經常食用有助於減緩症狀。黑木耳中的一類核酸物質可顯著降低血中膽固醇的含量。經常食用黑木耳還可抑制血小板凝集，對冠心病和心腦血

管病患者頗為有益。因此，黑木耳對伴有高血脂症、冠心病和
腦血管意外的痛風患者尤為適宜。

45. 蘋果

蘋果性涼，味
甘，能補心益氣、
增強記憶、生津
止渴、止瀉潤肺、
健胃和脾、除煩、
解暑。蘋果是鹼性
水果，含較多的鉀
鹽，又含水分，基
本不含嘌呤，痛風
患者多吃蘋果可減
少尿酸沉積，有助

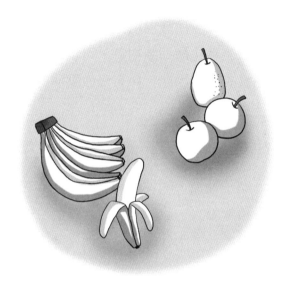

將人體內的尿酸排出體外。蘋果酸能降低膽固醇，具有對抗動
脈硬化的作用。蘋果也是防治高血壓病的理想食品。高血壓病
的發生，往往與人體內鈉鹽的積累有關，人體攝取過量的鈉，
是腦血管意外和高血壓病的主要成因，而蘋果中含有一定量的
鉀鹽，可將人體血液中的鈉鹽置換出來，有利於降低血壓。所
以，凡痛風患者，無論急性或慢性痛風患者，尤其是伴有高血
脂症、高血壓病和腦血管意外的痛風患者皆宜食用。

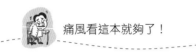

46. 香蕉

香蕉性寒味甘而無毒，具有潤腸通便、清熱解毒、通血脈、填精髓、降血壓等功用。現代研究證實，香蕉是高鉀食物，鉀可減少尿酸沉積，有助將尿酸排出體外。香蕉中含有血管緊張素轉化酶抑制物質，可以抑制血壓升高，高血壓病患者可常食香蕉。因此，伴有高血壓病的痛風患者更宜經常食用香蕉。

47. 梨

梨子性涼，味甘微酸，具有清心潤肺、利大小腸、止咳消痰、清喉降火、除煩解渴、潤燥消風、醒酒解毒等功用。梨子不僅是多汁多水分的水果，而且基本不含嘌呤，同時又屬一種鹼性食物。所以，急性和慢性痛風患者食之均宜，有助於減緩痛風症狀。

48. 芒果

芒果性涼味甘酸，無毒，具有益胃止嘔、解渴利尿、定眩止暈等功用。現代研究證實，芒果是低嘌呤食物，痛風患者經常食用有助於減緩症狀。

49. 橘子

橘子性涼味甘酸，具有開胃理氣、潤肺化痰、醒酒等功用。現代研究證實，橘子是低嘌呤食物，痛風患者經常食用有

助於減緩症狀。

50. 柑

柑中含有橙皮苷、川陳皮素、揮發油、檸檬酸等。柑性涼味甘酸，具有生津止渴、醒酒利尿等功用。現代研究證實，柑是低嘌呤食物，痛風患者經常食用有助於減緩症狀。

51. 橙

橙性涼，味甘酸，具有生津止渴、幫助消化、和胃止痛等功用。現代研究證實，橙是低嘌呤食物，痛風患者經常食用有助於減緩症狀。

52. 葡萄

葡萄味甘酸，性平，具有補氣血、強筋骨、利小便等功用。早在《名醫別錄》中就記載：「逐水，利小便。」《百草鏡》還說葡萄「治筋骨濕痛，利水甚捷」。《滇南本草》又稱它「大補氣

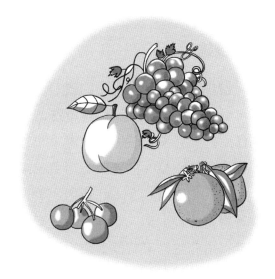

血，舒筋活絡」。痛風症為中醫的風濕痹痛，故慢性痛風者食之尤宜。葡萄既是一種鹼性水果，又是一種低嘌呤食物，又有

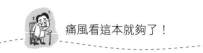

較多的果汁水分，這些都有利於痛風之人血尿酸的排除，從而達到減緩痛風症狀的目的。

53. 石榴

石榴性味甘酸溫澀，具有生津止渴、澀腸、止血等功用。現代研究證實，石榴是低嘌呤食物，痛風患者經常食用有助於減緩症狀。

54. 桃子

桃子性微溫，味甘酸，具有生津潤腸、活血消積等功用。現代研究證實，桃子是低嘌呤食物，痛風患者經常食用有助於減緩症狀。

55. 櫻桃

櫻桃被譽為「水果中的鑽石」，因為它具有非凡的營養價值，對痛風、關節炎等病有特殊的食療效果，是一種好吃、無副作用的天然藥物。櫻桃性溫，味甘酸，具有益脾養胃、滋養肝腎、澀精止瀉、祛風濕等功用。中醫古著《名醫別錄》中有記載：「吃櫻桃，令人好顏色，美志。」研究發現，櫻桃除了含有豐富的維生素，還含有花色素、花青素、紅色素等多種生物素，這些生物素有很重要的醫藥價值。首先，它們是很有效的抗氧化劑，比維生素E抗衰老的作用更強；其次，它們可以促進血液循環，有助尿酸的排泄，能緩解因痛風、關節炎所引起的不適，其止痛消炎的效果被認為比阿司匹林還要好。因此，

痛風、關節炎患者每天可吃20～30顆櫻桃。

56. 枇杷

　　枇杷性涼，味甘酸，具有潤肺、清肺、止咳、和胃、止渴、下氣、止吐等功用。現代研究證實，枇杷是低嘌呤食物，痛風患者經常食用有助於減緩症狀。

57. 鳳梨

　　鳳梨性平，味甘微酸，具有補益脾胃、生津止渴、除煩醒酒、益氣養神等功用。現代研究證實，鳳梨是低嘌呤食物，痛風患者經常食用有助於減緩症狀。鳳梨中的蛋白酶除了具有消化作用外，還能將阻塞於組織中的纖維蛋白和血塊溶解掉。鳳梨中含有利尿成分，食用鳳梨對腎炎、高血壓病患者有益。鳳梨汁中含有一種酶，它不但可以使血凝塊消散，還可以預防血凝塊的形成。血凝塊會導致血管阻塞，血液流回心臟受阻，可造成心臟病。美國科學家對140名患有心臟病的人進行了臨床試驗，給他們服用鳳梨中的一種酶，2年試驗結束後，發現因心臟病而死亡的人員由通常預測的20％減少到2％。

58. 李子

　　李子性平，味甘酸，具有清肝滌熱、生津利水等功用。現代研究證實，李子是低嘌呤食物，痛風患者經常食用有助於減緩症狀。

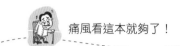
59. 西瓜

西瓜性寒，味甘，有清熱解暑、除煩止渴、利小便的功用，最適宜夏季痛風患者急性發作期服食。一方面，西瓜含有大量的水分，而且它所含的鹽類主要為鉀鹽；另一方面它是低嘌呤食物，這對痛風急性期血中尿酸過高者尤為適宜，可以產生迅速有效的排泄尿酸的作用。

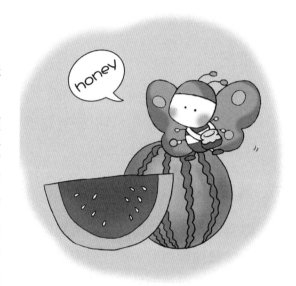

60. 香瓜

香瓜又名甜瓜、甘瓜、果瓜、熟瓜等。香瓜味甘甜，色香味俱佳，為人們夏令喜愛的水果。香瓜味甘性寒，無毒，有清暑熱、解煩渴、利小便、潤腸等功用。可用於口鼻生瘡、中暑等症。現代研究證實，香瓜是低嘌呤食物，痛風患者經常食用有助於減緩症狀。

61. 棗子

棗子為鼠李科植物棗樹的果實，又名棗、紅棗、乾棗、美棗、刺棗、良棗等。棗子質細味甜、皮薄肉厚、營養豐富。棗

子性溫味甘，具有養胃健脾、益血壯身、益氣生津等功用。現代研究證實，棗子是低嘌呤食物，痛風患者經常食用有助於減緩症狀。棗子是人體保健營養品，尤其是高血壓、動脈硬化、冠心病、壞血病等患者，更為合適。

62. 桂圓

桂圓為無患子科植物的果實，又名圓眼、益智、蜜脾、繡水團、驪珠、海珠叢、龍目、川彈子、亞荔枝等。桂圓自古以來就被視為滋補佳品，其營養成分確非一般水果可比。桂圓性味甘平，具有開胃益脾、養血安神、壯陽益氣、補虛長智的功用。現代研究證實，桂圓是低嘌呤食物，痛風患者經常食用有助於減緩症狀。桂圓中所含維生素P對人體有特殊功用，能增強血管彈力、強度、張力、收縮力，使血管完整，保持良好功能。

63. 蜂蜜

蜂蜜為蜜蜂科昆蟲中華蜜蜂等採集植物蜜腺和其他昆蟲及植物的非蜜腺組織的分泌物，加入自身消化道的分泌液後，在蜂巢裡釀造的蜜糖。蜂蜜性味甘平，具有補中、潤燥、止痛、解毒等功用。《神農本草經》中將蜂蜜列為藥中上品，認為蜂蜜「味甜，無毒，主治心腹邪氣」。明代李時珍認為：「蜂蜜入藥之功有五：清熱也，補中也，解毒也，潤燥也，止痛也。生則性涼，故能止心腹肌肉瘡瘍之痛。和可以致中，故能調和百藥，而與甘草同功。」現代研究證實，蜂蜜是低嘌呤食物，

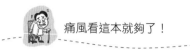

痛風患者經常食用有助於減緩症狀。常食蜂蜜可促進人體組織的新陳代謝，增進食欲，改善血液循環，恢復體力，消除疲勞，增強記憶。

64. 薏仁

薏仁為禾本科多年生草本植物，又稱薏苡仁、苡仁等。薏仁原產於中國，主要分佈於四川、福建、河北、遼寧、廣東、海南等地，現產於各地區。秋季果實成熟後，割取全株，晒乾，打下果實，除去外殼及黃褐色外皮，晒乾，即是薏仁，以粒本、飽滿、色白、完整者為佳。薏仁味甘淡，性涼，具有利水滲濕、健脾除痹、清熱排膿、助運止瀉等功能。薏仁生用偏於清熱利濕，炒用可健脾止瀉。現代研究證實，薏仁是一種低嘌呤食物，痛風患者經常食用有助於減緩症狀。薏仁在禾本科植物中是最富滋養、易於消化的穀物。薏仁的抗癌有效成分為「薏苡仁脂」「薏苡仁內脂」兩種，薏苡仁脂能抑制艾氏腹水癌細胞的生長。薏仁能增加激素調節功能和促進免疫系統及酶系統功能，對於細胞免疫、體液免疫有促進作用。

65. 海蜇皮

海蜇是腔腸動物門水母科海蜇屬動物。又稱面蜇、水母、石鏡。海蜇分傘部和口腕兩部分，傘部呈半球狀，外傘表面光滑。最大的海蜇直徑可達1公尺。鮮海蜇經明礬或鹽處理，除去水分後再放些鹽，即為成品。成品傘部稱海蜇皮。口腕部稱海蜇頭。海蜇味鹹，性平，具有清熱解毒、化痰軟堅、祛風除

濕、消積潤腸等功效。現代研究證實，海蜇是低嘌呤食物，痛風患者經常食用有助於減緩症狀。

(三) 痛風食療驗方與食譜

1. 什錦果汁飯

[**組成**] 白米、牛奶各250克，白糖200克，蘋果丁100克，鳳梨丁50克，蜜棗丁、葡萄乾、青梅丁、碎核桃仁各25克，番茄醬、玉米澱粉各15克。

[**製法**] 將白米淘洗乾淨，放入鍋內，加入牛奶和適量清水燜煮成

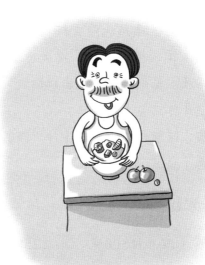

軟飯，再加入白糖150克拌勻。將番茄醬、蘋果丁、鳳梨丁、蜜棗丁、葡萄乾、青梅丁、碎核桃仁放入鍋內，加入清水300克和白糖50克燒沸，用玉米澱粉勾芡，製成什錦醬。再將飯盛入小碗，然後扣入盤中，澆上什錦醬即成。

[**吃法**] 作正餐食用。

[**功效**] 調補五臟，降低尿酸。

[**主治**] 痛風。

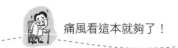

2. 木樨金飯

［**組成**］白米500克，雞蛋4顆，番茄2個，精鹽2克，植物油10克，生薑末2克。

［**製法**］將白米淘洗乾淨，放入鍋裡，加適量水，用大火燒開，再改用小火燜熟，米粒不要太軟。將雞蛋打在碗內，加少許精鹽打勻。番茄洗淨去籽，切成薄片。炒鍋上火，放油燒至七分熱，倒入蛋液攤熟，搗成小塊，放生薑末，倒入米飯及番茄片，放入低鈉鹽，炒勻出鍋即成。

［**吃法**］作正餐食用。

［**功效**］滋陰潤燥，養血安神，降低尿酸。

［**主治**］痛風，失眠等。

3. 玉米粉蒸餃

［**組成**］玉米粉500克，韭菜250克，蝦米5克，水發粉絲200克，豬油20克，麻油5克，麵醬、精鹽、雞精粉、花椒粉、麵粉各適量。

［**製法**］將韭菜擇洗乾淨，切成碎末。蝦米用清水漂洗好，擠去水分。水發粉絲剁碎。將剁碎的粉絲、蝦米放入盆內，加入麵醬、精鹽、雞精粉、花椒粉拌勻，再將韭菜放在上邊，澆上豬油、麻油拌勻即成。煮鍋上火，加入清水350克燒沸，將玉米粉徐徐撒上，用筷子攪拌，然後倒在案板上稍晾一會兒，用手揣和好，用麵粉作粉芡，揉搓成細條，下40隻劑子，劑口朝上擺好，再撒上一層白麵粉，用手將劑按扁。用擀杖擀成直徑

10公分的圓餅，包入餡心成餃子形，上籠屜用大火蒸15分鐘即成。

[**吃法**] 早晚餐食用。

[**功效**] 補益脾胃，益腎利尿，溫中行氣，降低尿酸。

[**主治**] 痛風。

4. 什錦玉米燴

[**組成**] 罐頭玉米200克，鮮豌豆5克，水發蘑菇5克，冬筍5克，鮮湯500克，蔥薑汁5克，低鈉鹽2克，白糖2克，黃酒10克，濕澱粉10克，雞油10克。

[**製法**] 將水發蘑菇洗淨。將蘑菇、冬筍均切成小丁。鮮豌豆洗淨，下沸水鍋焯一下，用涼水過涼。鍋內放入鮮湯、罐頭玉米，和勻，下入蔥薑汁，隨下蘑菇丁、冬筍丁及鮮豌豆，稍煮入味後放低鈉鹽、黃酒、白糖，開鍋後打去浮沫，用濕澱粉勾薄芡，淋入雞油，倒入大碗即成。

[**吃法**] 早晚餐食用。

[**功效**] 健脾降脂，降低尿酸。

[**主治**] 痛風，脂肪肝，高血脂症等。

5. 粟米麵蜂糕

[**組成**] 粟米麵500克，麵粉50克，小紅豆100克，鮮酵母適量。

[**製法**] 將小紅豆淘洗乾淨，煮熟備用。麵粉加鮮酵母和較多的溫水和成稀麵糊，靜置發酵。待發酵後，加入粟米麵和成軟

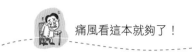

麵團發好。將蒸鍋內的水燒開，鋪上屜布，把和好的麵團先放入1/3，用手蘸清水輕輕拍平，將煮熟的小豆撒上1/2，鋪平，再放入剩餘麵團的1/2拍平，將餘下的熟小豆放上，鋪平，最後將麵團全部放入，用手拍平，蓋嚴鍋蓋，用大火蒸15分鐘即成。

［**吃法**］早晚餐食用。

［**功效**］滋養腎氣，健脾養胃，降低尿酸。

［**主治**］痛風，消化不良等。

6. 豆沙油餃

［**組成**］糯米粉200克，紅豆沙餡200克，糖油丁50克，麵粉100克，植物油1000克(實耗約50克)。

［**製法**］將麵粉沖入沸水100克，攪勻，燙成熟芡。糯米粉加入熟芡，拌勻揉成團，揉勻揉透，放置稍餳。再稍揉幾下，搓成長條，摘成20條麵劑，再擀成橢圓形麵皮。將豆沙餡打入麵皮裡，約10克，再放入一顆糖油丁，捏成半月形，稍微彎曲，即成為餃子生坯。炒鍋上火，放油燒熱，下入餃子生坯，炸呈金黃色，撈出瀝油即成。

［**吃法**］早晚餐食用。

［**功效**］健脾養血，降低尿酸。

［**主治**］痛風，貧血等。

7. 藕絲糕

［**組成**］鮮藕 1節(重約250克)，糯米粉50克，紅綠絲(橘子皮、蘿蔔皮製)4克，白糖15克。

［**製法**］將鮮藕去皮，切成細絲，再漂洗一次，瀝乾水分，倒入糯米粉拌勻，再和入白糖15克。鍋上火，架起蒸籠，墊上雙層紗布，放上糯米粉藕絲，用一木板或鍋鏟將四邊攏成四方形，也可用小木板搭成方框，將藕絲放在框內蒸。在麵上均勻地撒上紅綠絲，蓋上籠蓋，用大火急氣猛蒸3分鐘。取出藕絲糕，冷卻後切成塊，再在表面撒上白糖即成。

［**吃法**］早晚餐食用。

［**功效**］健脾開胃，養血生肌，降低尿酸。

［**主治**］痛風，貧血等。

8. 水果什錦粥

［**組成**］糯米200克，橘子、鳳梨、梨、青梅、香蕉、櫻桃、白糖各適量。

［**製法**］將糯米淘洗乾淨，橘子剝去外皮，取橘瓣備用。鳳梨去皮切成小

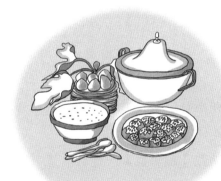

塊。香蕉去皮，切成小塊。梨洗淨去皮，切成小塊。將糯米放入鍋內，加入清水，置火上煮至米開花粥黏稠時，加入白糖調味，離火。將橘瓣、鳳梨塊、梨塊、青梅、香蕉塊拌入粥內，再在每碗粥內放3個紅櫻桃即成。

［**吃法**］早晚餐食用。

［**功效**］滋陰生津，降低尿酸。

［**主治**］痛風。

9. 大麥片粉

[**組成**] 羊肉1000克，草果5個，生薑10克，大麥粉1000克，黃豆粉1000克，胡椒粉、低鈉鹽、雞精粉各適量。

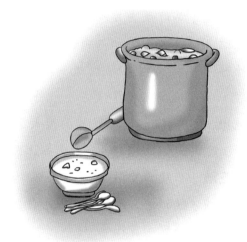

[**製法**] 將羊肉、草果洗淨，生薑洗淨拍破備用。將大麥粉、豆粉加水揉成麵團，再擀成麵片備用。羊肉放入鍋內，加入清水適量，用大火燒沸後轉用小火煮至肉熟，撈出羊肉，放入麵片，待熟後再加胡椒粉、低鈉鹽、雞精粉調味食用。

[**吃法**] 早晚餐食用。

[**功效**] 補中益氣，健脾養胃，降低尿酸。

[**主治**] 痛風。

10. 小麥紅棗桂圓粥

[**組成**] 小麥50克，紅棗5枚，桂圓肉15克，白糖20克，糯米100克。

[**製法**] 將小麥淘洗乾淨，加熱水浸脹，傾入鍋中煮熟取汁水，加入淘洗乾淨的糯米、洗淨去核的紅棗和切碎的桂圓肉，用大火燒開後轉用小火熬煮成稀粥，起鍋時加入白糖即成。

[**吃法**] 早晚餐食用。

［**功效**］養心益腎，清熱止汗，補益脾胃，除煩止渴，降低尿酸。

［**主治**］痛風，盜汗自汗，失眠，更年期綜合症等。

11. 鴛鴦卷

［**組成**］麵粉1000克，酵麵50克，食鹼10克，山楂糕餡100克，棗泥餡100克。

［**製法**］將酵麵放入盆內，加溫水500克調勻，將麵粉倒入盆內和成麵團，發酵。待麵團發起，加入鹼水揉勻。將麵團放在案板上搓成長條，分揪成約30克的劑子，揉光滑後按扁，擀成0.2公分厚、10公分寬、12公分長的麵皮，一張抹上棗泥餡，一張抹上山楂糕餡，分別捲成卷，再用一個劑子擀成大薄皮，將兩個抹上餡的卷包起來，成方形。蒸鍋加水燒開，將包好的卷坯碼入屜中，用大火蒸15分鐘左右即熟。

［**吃法**］早晚餐食用。

［**功效**］健脾養血，降低尿酸。

［**主治**］痛風。

12. 紅扒素肘子

［**組成**］水麵筋600克，水發香菇10克，冬筍15克，油菜心4棵，糖色10克，醬油30克，黃酒15克，大茴香1粒，生薑片10克，花椒油30克，鮮湯300克，濕澱粉15克，植物油500克(實耗約50克)，精鹽、雞精粉各適量。

［**製法**］將洗好的水麵筋分成3份，將其中的一份放入精鹽、雞

精粉、糖色揉勻，使之成為瘦肉顏色。將另一份加入精鹽、雞精粉揉勻，使之成為肥肉色澤。將剩餘的一份抻成1公分厚的大片做豬皮，放上白紅2份麵筋按實，使之成為4公分厚的大塊豬肘子狀，皮麵抹上糖色稍晾。香菇、冬筍切成片，菜心一劈為二。鍋中放入植物油燒至八分熱，放入「肘子」將皮麵炸至呈棗紅色撈出瀝淨油，在肉麵劃上間隔3公分的棋子花刀，深為2/3。將劃好的肘子裝入蒸碗內，放上香菇、冬筍、大茴香、生薑片、醬油、黃酒、鮮湯，入籠蒸1小時取出，將湯汁潷在鍋中，去掉香菇、冬筍、大茴香、生薑片扣入盤中，鍋中再添適量鮮湯，調好色味，加入香菇、冬筍、菜心、雞精粉，用濕澱粉勾芡，淋上花椒油攪勻，澆在肘子上即成。

［**吃法**］佐餐食用。

［**功效**］補氣養胃，平肝降火，降低尿酸。

［**主治**］痛風。

13. 麥片百合粥

［**組成**］燕麥片100克，百合25克。

［**製法**］將百合加水500克煮熟，撒入麥片攪勻，煮沸3～5分鐘即可食用。也可加白糖調味。

［**吃法**］早晚餐食用。

［**功效**］潤肺化痰，補虛斂汗，降低尿酸。

［**主治**］痛風，支氣管炎等。

14. 燕麥小紅豆粥

[**組成**] 燕麥片100克，小紅豆50克。

[**製法**] 將小紅豆去雜洗淨，放入鍋中，加水適量，煮至小紅豆熟而開花，下入燕麥片攪勻即成。

[**吃法**] 早晚餐食用。

[**功效**] 清熱解毒，利水消腫，補益脾胃，降低尿酸。

[**主治**] 痛風，腎炎水腫等。

15. 奶油龍鬚菜

[**組成**] 鮮牛奶100克，蘆筍400克，髮菜25克，蔥5克，熟瘦火腿15克，低鈉鹽1克，雞精粉0.5克，濕澱粉3克，鮮湯300克。

[**製法**] 將蘆筍從根部撕去外面一層薄皮。將火腿切成菱形小片。炒鍋上火，倒入鮮湯燒沸，加低鈉鹽、雞精粉，放入蘆筍，煮熟後撈出，整齊地放在長盤中，用髮菜、蔥葉、火腿片點綴。鮮湯內用濕澱粉勾芡，倒入鮮牛奶，起鍋均勻地澆在蘆筍上。

[**吃法**] 佐餐食用。

[**功效**] 補虛抗癌，降低尿酸。

[**主治**] 痛風。

16. 高粱米紅豆粥

[**組成**] 高粱米100克，紅豆100克，白糖適量。

[**製法**] 將高粱米、紅小豆淘洗乾淨，一同放入高壓鍋內，加

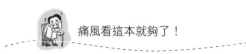

入適量水，蓋上鍋蓋，用大火燒至水沸，蓋上閥兒，轉用小火繼續煮25分鐘即成。食時加白糖調味。

〔吃法〕早晚餐食用。

〔功效〕補脾養血，溫胃利濕，降低尿酸。

〔主治〕痛風。

17. 蜜汁馬鈴薯

〔組成〕馬鈴薯500克，蜂蜜30克，白糖、桂花、植物油各適量。

〔製法〕將馬鈴薯洗淨去皮，切成小方丁。炒鍋上火，放油燒熱，倒入馬鈴薯丁，改用中火炸，呈焦黃色時撈出瀝油，裝入盤中。鍋內留餘油，加入適量水和白糖煮開，熬至糖汁收濃時加入蜂蜜和桂花，離火拌勻，澆在炸酥的馬鈴薯丁上即成。

〔吃法〕佐餐食用。

〔功效〕健脾和胃，補中益氣，降低尿酸。

〔主治〕痛風，高血脂症，便秘，失眠等。

18. 蘆筍胡蘿蔔粥

〔組成〕鮮綠蘆筍60克，胡蘿蔔250克，蘋果 250克，白米100克。

〔製法〕前三者絞碎成漿，取白米100克水煮成粥，待粥快熟時加入絞碎的蔬菜和水果漿，再煮片刻即可。

〔吃法〕上下午分食。

〔功效〕清熱化濕，降低尿酸。

[主治] 濕熱痹阻型痛風。

19. 糖汁芋棗

[組成] 紅薯1000克，白糖150克，糖桂花5克。

[製法] 將紅薯洗淨去皮，然後用小刀削成一個個呈橄欖核狀的長約3公分、粗約1.5公分的「芋棗」，立即放在清水中浸泡。取大碗一隻，放下芋棗，面上加糖：上籠蒸到芋棗剛酥，取出。炒鍋上火，渾出蒸芋棗的糖水，在鍋中熬濃，到氣泡由大轉密時，放下糖桂花和芋棗，輕輕翻炒幾下即可裝盤。

[吃法] 早晚餐食用。

[功效] 補氣健脾，降低尿酸。

[主治] 痛風。

20. 百合杏仁小紅豆粥

[組成] 百合10克，杏仁6克，小紅豆60克，白米100克，白糖適量。

[製法] 將以上前4味淘洗乾淨，一同入鍋，加水適量，用大火燒開後轉用小火熬煮成稀粥，調入白糖攪勻，日服一劑，溫熱食用。

[吃法] 早晚餐食用。

[功效] 清熱利濕，滋陰潤肺，降低尿酸。

[主治] 痛風，尤其適合伴有糖尿病、肥胖症、高血脂症、高血壓病者。

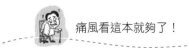

21. 荸薺糯米糕

［**組成**］荸薺1000克，糯米1000克，芝麻100克，白糖250克，青紅絲25克。

［**製法**］將糯米淘洗乾淨，放在清水中浸泡4個小時，帶水磨成漿，盛入盤內。將芝麻炒熟，擀碎，荸薺用水沖洗乾淨，去皮，剁碎，同白糖一起放入米漿中，攪拌均勻。蒸屜內鋪上濕屜布，倒上拌勻的米漿，撒上芝麻和青紅絲，蓋上鍋蓋，用大火蒸25分鐘即熟，晾涼後切成塊即成。

［**吃法**］早晚餐食用。

［**功效**］生津化痰，滋陰開胃，降低尿酸。

［**主治**］痛風，咳嗽，咽炎等。

22. 牛奶紅棗粥

［**組成**］牛奶400克，紅棗20枚，白米100克，紅糖20克。

［**製法**］將白米淘洗乾淨，放入鍋內，加水1000克，置大火上煮開後，用小火煮20分鐘，米爛湯稠時加入牛奶、紅棗，再煮10分鐘。食用時加紅糖，再煮開，盛入碗內即成。

［**吃法**］早晚餐食用。

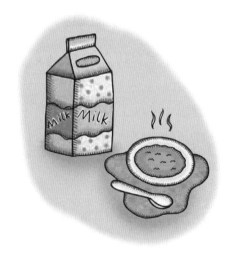

[**功效**] 補氣養血，健脾和胃，生津止渴，降低尿酸。

[**主治**] 痛風，糖尿病，便秘

23. 蜜汁芡實

[**組成**] 芡實50克，桂圓肉20克，紅棗15克，蜂蜜適量。

[**製法**] 將芡實用熱水浸泡後沖洗乾淨。白果去殼，用清水浸泡後剝去外衣。紅棗洗淨剔去果核。取鍋上火，放入清水、芡實，用大火煮沸後改用小火煮軟，加入白果、紅棗，繼續煮至熟透，然後加入桂圓肉、冰糖，略煮即成。

[**吃法**] 佐餐食用。

[**功效**] 益腎固精，補脾止瀉，養血安神，降低尿酸。

[**主治**] 痛風，失眠，腹瀉，遺精等。

24. 生薑韭菜牛奶羹

[**組成**] 韭菜250克，生薑25克，牛奶250克。

[**製法**] 將韭菜洗淨，用刀切碎，置缽中用小木棍搗爛，再用潔淨紗布絞取汁液。將生薑洗淨，切成細絲，用潔淨紗布絞汁。將韭菜汁、生薑汁一同倒入鍋中，再加入牛奶，用小火煮沸。

[**吃法**] 佐餐食用。

[**功效**] 溫中行氣，降低尿酸。

25. 鮮果珍珠露

[**組成**] 牛奶150克，西米80克，罐裝鳳梨50克，蘋果肉50克，

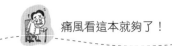

白糖100克，椰汁1/3罐。

[**製法**] 將鍋洗淨上火，放入清水燒沸，再放入西米漲發，煮約5分鐘，使西米粒由白色轉為透明後，隨即放入冷水內沖涼。鳳梨、蘋果肉均切成小丁，用糖醃漬片刻。鍋上火放入清水，加入椰汁、鮮牛奶和白糖，燒沸後放入漲發好的小西米，再次燒沸後分別裝入小碗內，面上放蘋果和鳳梨丁即成。

[**吃法**] 佐餐食用。

[**功效**] 補虛健脾，降低尿酸。

[**主治**] 痛風。

26. 蒸芙蓉奶杯

[**組成**] 鮮牛奶250克，雞蛋清100克，白糖20克，優質玉米澱粉15克，白醋5克。

[**製法**] 將玉米澱粉過篩與白糖拌勻，用大碗裝好。茶杯洗淨擦乾水分，雞蛋清打散備用。鮮牛奶用小火煮開後立即趁熱徐徐沖入白糖內，邊沖邊攪至白糖熔化(玉米澱粉半熟狀)成稀漿，再冷卻至約60℃時，加入打散的雞蛋清攪勻，最後加入白醋攪勻即成奶漿。奶漿分倒在5個杯子裡，入蒸籠中用小火蒸約15分鐘，至奶漿完全熟透即成。

[**吃法**] 佐餐食用。

[**功效**] 益氣補虛，健脾降脂，降低尿酸。

[**主治**] 痛風，高脂血症等。

27.　三寶蛋黃粥

[**組成**] 熟雞蛋黃1枚，山藥15克，生薏仁30克，芡實15克，糯米30克。

[**製法**] 將山藥、薏仁、芡實研末，與淘洗乾淨的糯米一同入鍋，加清水適量，用大火燒開，再轉用小火熬煮成稀粥，加入雞蛋黃，混勻即成。

[**吃法**] 早晚餐食用。

[**功效**] 健脾開胃，養心安神，斂汗止瀉，降低尿酸。

[**主治**] 痛風。

28.　三色烤蛋糕

[**組成**] 雞蛋10顆，麵粉500克，山楂糕100克，白糖100克，植物油20克。

[**製法**] 將雞蛋清、蛋黃分別打在2個碗內，各加入白糖50克；山楂糕磨成爛泥放在另一碗內。將蛋黃打成

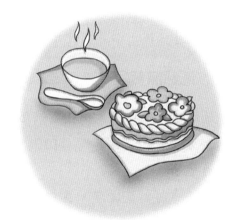

漿，加150克麵粉和20克油，攪成蛋糊備用。烤盤內墊一層乾淨紙，將蛋黃糊倒入盤內，放進烤爐內10分鐘後取出，抹上一層山楂糕泥。用雞蛋清加350克麵粉，攪拌成糊狀，倒在山楂糕泥上面抹平，放進爐內烤約20分鐘即可出爐。

[**吃法**] 佐餐食用。

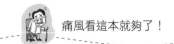

［**功效**］健脾開胃，滋陰補虛，降低尿酸。

［**主治**］痛風。

29. 蜜餞薑棗桂圓

［**組成**］桂圓肉250克，紅棗250克，蜂蜜50克，生薑汁適量。

［**製法**］將紅棗洗淨，與桂圓肉一同放入鍋內，加水適量，用大火燒沸後轉用小火煮至七分熟，加入生薑汁、蜂蜜，攪勻，煮熟，起鍋，待冷後裝入瓷缸或瓶內，封口待用。每日早晚空腹吃桂圓肉和紅棗各6～8粒，飲服藥汁30克。

［**吃法**］佐餐食用。

［**功效**］益脾胃，養心血，降尿酸。

［**主治**］痛風，心悸怔忡，脾虛腹瀉，自汗盜汗等。

30. 花菇無黃蛋

［**組成**］雞蛋14顆，水發花菇75克，豬油60克，麻油3克，濕澱粉25克，醬油10克，菜心10個，精鹽、雞精粉、胡椒粉、鮮湯各適量。

［**製法**］將雞蛋洗淨，在雞蛋的大頭打一圓洞，倒出雞蛋清放入碗內，再去掉蛋黃待用，將蛋殼內用水洗淨，瀝乾。將雞蛋清調勻，加25克豬油、3.5克精鹽、鮮湯(與蛋黃分量相等)調勻，灌入14個蛋殼內，米飯鋪在瓷盤上，將雞蛋豎立在米飯上，上籠蒸熟(中間要揭一次鍋蓋放一下氣)，取出，放入涼水中去殼盛入碗中。再上籠蒸3分鐘取出，擺放在盤中。菜心用豬油在火上煽炒至熟，擺放在盤子的周圍。炒鍋上火，放豬油燒至

六分熱，將水花菇去蒂洗淨，下鍋拌炒，放入雞精粉、醬油、鮮湯，濕澱粉勾芡成濃汁，淋入麻油，胡椒粉，澆在無黃蛋上即成。

[**吃法**] 佐餐食用。

[**功效**] 補養氣陰，降低尿酸。

[**主治**] 痛風。

31. 花椰菜芙蓉蛋羹

[**組成**] 雞蛋清150克，花椰菜200克，黃酒10克，精鹽2克，豬油10克，雞精粉、鮮湯各適量。

[**製法**] 將花椰菜掰成小塊，洗淨待用。將雞蛋清放入碗內，加入適量溫水、黃酒、精鹽調勻，上籠蒸7分鐘即可出籠。炒鍋上火，放油燒熱，烹入黃酒、低鈉鹽、適量的鮮湯。然後把花椰菜放在湯內汆熟後再放雞精粉入味。將花椰菜放在芙蓉蛋羹上，澆鮮湯即成。

[**吃法**] 佐餐食用。

[**功效**] 補虛抗癌，降低尿酸。

[**主治**] 痛風。

32. 蜜汁山藥餅

[**組成**] 山藥500克，棗泥100克，糯米粉80克，蜂蜜10克，白糖100克，桂花醬5克，麻油25克，植物油300克(實耗約60克)。

[**製法**] 將山藥洗淨，放入籠中蒸熟，取出剝去皮，放在案板上用刀抿成細泥，加入50克糯米麵拌勻。(其餘糯米麵作碟麵)，

放在案板上，攤成厚1.5公分的餅，用刀切成2公分見方的塊。棗泥搓成粗0.2公分的條，再切成長1公分見方的塊與山藥泥切等量塊數，將山藥泥逐塊壓扁，蘸著糯米麵，把棗泥包起，輕輕壓成扁圓形的餅。炒鍋放在中火上，放油燒至七分熱，放入山藥餅，約炸5分鐘呈金黃色時撈出，炒鍋放入麻油、白糖50克，在微火上炒至呈雞血紅色時，加入開水200克及蜂蜜、白糖、桂花醬燒沸，用漏勺撈出桂花醬渣，再移至微火上，將汁熰濃，倒入山藥餅，稍熰，盛入盤內即可。

[吃法] 佐餐食用。

[功效] 健脾益胃，降低尿酸。

[主治] 痛風，脾虛便溏等。

34. 青菜薏仁粥

[組成] 青菜500克，薏仁60克。

[製法] 將薏仁洗淨，入鍋，加水適量，用大火燒開，再轉用小火熬煮成稀粥，然後加入洗淨切好的青菜，再稍煮至青菜熟即成，食用時也可加少許低鈉鹽調味。

[吃法] 早晚餐食用。

[功效] 健脾祛濕，清熱利尿，降低尿酸。

[主治] 痛風，便秘，腎炎水腫等。

35. 脯酥青菜

[組成] 嫩青菜心200克，雞蛋清4個，植物油、麻油、鮮湯、香菇、蔥花、生薑末、精鹽、雞精粉、黃酒、乾澱粉、濕澱粉

各適量。

[**製法**] 將嫩青菜心擇洗乾淨，入沸水中略燙，撈出後放入涼水中過涼控水，加入精鹽、雞精粉醃製。香菇切成片。雞蛋清打入平盤中，迅速攪打成雪堆狀，加入少量乾澱粉攪勻，製成蛋泡糊。炒鍋上中火，放入油燒至五分熱，將青菜先沾乾澱粉後再掛勻蛋泡糊，逐一放入油鍋中，至蛋泡變淡黃色時撈出控油，然後整齊地放在盤內。炒鍋內留適量底油，下入蔥、生薑末熗鍋，烹入黃酒和鮮湯，加入低鈉鹽、雞精粉、香菇，至湯沸後撇去浮沫，下入青菜燒至入味，再用濕澱粉勾稀芡，淋上明油，攪勻即成。

[**吃法**] 佐餐食用。

[**功效**] 活血解毒，益氣補虛，降低尿酸。

[**主治**] 痛風，便秘等。

36. 白菜鳳梨卷

[**組成**] 大白菜300克，鳳梨50克，胡蘿蔔100克，精鹽3克，白糖60克，鳳梨汁100克，白醋30克。

[**製法**] 將鍋中注入清水300克，加入白糖，熬至完全溶化，撇去浮沫，起鍋過入容器內，待冷卻後加入白醋和鳳梨汁攪勻。將鳳梨、胡蘿蔔切成絲，用開水焯一下，撒上精鹽醃幾分鐘，然後用清水沖淨，再用紗布搌乾水分，放入製好的味汁中浸漬3小時。將白菜葉平鋪在砧板上，放上鳳梨絲和蘿蔔絲，卷成1.5公分粗的卷。食用時用刀切成菱形，裝盤即成。

[**吃法**] 佐餐食用。

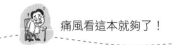
[**功效**]開胃消食，降低尿酸。

[**主治**]痛風，消化不良，便秘等。

37. 乾燒白菜

[**組成**]大白菜500克，豆瓣辣醬15克，白糖5克，紅醬油5克，雞精粉1克，黃酒10克，麻油50克，肉湯100克，濕澱粉適量。

[**製法**]將白菜剝去老梗，削掉老根，用清水洗淨，控去水分，將菜切成5公分長的段。起鍋燒熱，加入麻油20克，用大火燒至八分熱，將白菜倒入急火熱油不斷煸炒，握鍋連翻，使菜炒勻，待菜的色變青、變癟後出鍋，倒入漏勺上瀝去汁水，這樣便於吸收調料。再將鍋燒熱，放入麻油20克，在大火上燒至六分熱，投入豆瓣辣醬拌開，推入煸好的大白菜，不斷握鍋連翻後，加入肉湯燒滾，端至中火上加蓋燜酥，端回大火，邊滾邊煸散，翻鍋，至滷汁很少時隨即灑少許濕澱粉，用手勺推拌均勻，握鍋連翻，使芡汁包牢在白菜上，沿鍋邊淋上麻油10克，略拌出鍋裝盤。

[**吃法**]佐餐食用。

[**功效**]開胃消食，降低尿酸。

[**主治**]痛風，消化不良，便秘等。

38. 三鮮菜卷

[**組成**]高麗菜500克，胡蘿蔔50克，香菇25克，冬筍50克，精鹽3克，雞精粉2克，麻油15克，生薑末5克。

[**製法**]將白菜洗淨，用開水焯透過涼，用精鹽、雞精粉、麻

油、生薑汁稍醃待用。將
胡蘿蔔、香菇、冬筍切成
細絲用開水焯透過涼，用
精鹽、雞精粉、麻油、生
薑汁醃一下待用。將醃製
的三絲用醃製的菜葉捲成
直徑3公分的卷。將菜卷
斜刀切成段，碼盤即成。

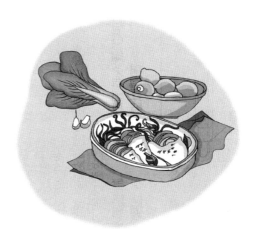

[**吃法**] 佐餐食用。

[**功效**] 益氣補虛，健脾化滯，降低尿酸。

[**主治**] 痛風，高血脂症，脂肪肝，肥胖症等。

39. 素咕嚕肉

[**組成**] 花椰菜300克，雞蛋1顆，鮮湯50克，醋10克，植物油
250克(實耗約25克)，精鹽、雞精粉、黃酒、胡椒粉、白糖、麵
粉、濕澱粉、發酵粉、蔥花、蒜茸、番茄醬各適量。

[**製法**] 將花椰菜洗淨，掰成小朵，放入沸水鍋中煮至斷生撈
出，再放入冷水中過涼，控水後加入少許精鹽、雞精粉、胡椒
粉略醃。雞蛋打入碗中，加入麵粉、濕澱粉、發酵粉攪勻成
糊。炒鍋上大火，放油燒至六分熱，將花椰菜掛糊放入，炸至
呈金黃色撈出控油。鍋內留少許油，待油溫 四分熱時加入番茄
醬炒散，加入蔥花、蒜茸，烹入黃酒，然後依次加入醋、低鈉
鹽、雞精粉、白糖、鮮湯，湯沸後撇去浮沫，用濕澱粉勾芡，
加入炸好的花椰菜，顛翻均勻即成。

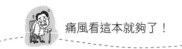

［**吃法**］佐餐食用。

［**功效**］開胃增食，降低尿酸。

［**主治**］痛風，胃及十二指腸潰瘍等。

40. 炒素蝦仁

［**組成**］花椰菜500克，熟胡蘿蔔15克，雞蛋清2個，青豆15克，植物油150克(實耗約25克)，筍湯 50克，低鈉鹽、雞精粉、黃酒、麵粉、濕澱粉、麻油各適量。

［**製法**］將花椰菜洗淨，切成1.5公分見方的丁，用沸水燙至六分熟時，撈出控淨水，冷卻。將熟胡蘿蔔去皮切成1.8公分見方的丁。取一碗，放入清水適量，加入麵粉、雞蛋清、雞精粉、精鹽攪勻。炒鍋上中火，加入油燒至六分熱，將花椰菜放入拌好的蛋粉糊中，掛糊後分散放入鍋中，用手勺翻動幾次，呈白玉色時撈起控油。炒鍋內留底油少許，燒熱後放入胡蘿蔔煸炒一下，隨即加入黃酒、低鈉鹽、筍湯燒沸，再放入青豆、雞精粉，用濕澱粉勾稀芡，下入炸好的「蝦仁」，顛翻幾次，淋上麻油即成。

［**吃法**］佐餐食用。

［**功效**］健脾化滯，下氣補中，降低尿酸。

［**主治**］痛風，胃及十二指腸潰瘍等。

41. 蒜泥莧菜

［**組成**］莧菜500克，大蒜40克，低鈉鹽2克，雞精粉1克，醬油20克，醋10克，白糖15克，麻油20克，紅辣椒油30克。

[**製法**] 將莧菜從尖頂往下折成小節，撕去筋，洗淨。大蒜去皮洗淨，搗成蒜泥。炒鍋上大火，加水燒開，放入莧菜煮至斷生，撈出瀝乾水分，放入盆內，加入低鈉鹽、麻油、醬油、醋、白糖、雞精粉、紅辣椒油及蒜泥，拌勻裝盤即成。

[**吃法**] 佐餐食用。

[**功效**] 清熱止痢，降低尿酸。

[**主治**] 痛風，急性腸炎，尿道炎，咽峽炎等。

42. 雪裡蕻炒茭白筍

[**組成**] 茭白筍400克，醃雪裡蕻40克，植物油500克(實耗約50克)，黃酒10克，鮮湯150克，白糖10克，醬油10克，雞精粉1克，麻油2克，濕澱粉20克。

[**製法**] 將茭白筍去根、削皮、洗淨，對剖，拍鬆，切成4公分長的條，醃雪裡蕻洗淨控乾，切碎待用。炒鍋上火，放油燒至六分熱，下茭白筍稍炸，見其呈收縮狀，撈出瀝油。鍋內留底油約30克，將茭白筍、雪裡蕻同時下鍋煸炒，烹入黃酒，放入醬油、鮮湯、白糖、雞精粉，轉小火將汁燒稠，用濕澱粉勾芡，淋上麻油，出鍋即成。

[**吃法**] 佐餐食用。

[**功效**] 清熱化痰，除煩解渴，溫中利氣，降低尿酸。

[**主治**] 痛風，糖尿病，咳嗽痰多，便秘等。

43. 海蜇皮拌芹菜

[**組成**] 芹菜250克，水發海蜇皮80克，小蝦米15克，低鈉鹽2

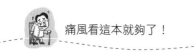

克，白糖5克，雞精粉1克，醋5克。

[**製法**] 將芹菜洗淨，去葉，除粗筋，切成3公分長的段，在開水中焯一下，撈出，控乾。將蝦米泡好，將海蜇皮切成細絲。將芹菜、海蜇皮、蝦米及其泡蝦米的水一起拌勻，然後加入調料，拌勻即成。

[**吃法**] 佐餐食用。

[**功效**] 化痰軟堅，降壓醒腦，降低尿酸。

[**主治**] 痛風，高血壓病，頭痛，瘰癧，疝腮等。

44. 蕹菜三菇

[**組成**] 蕹菜150克，柏子仁30克，薑片3克，蘑菇、金針菇各100克，草菇30克。

[**製法**] 柏子仁搗碎用紗布包好，煎取汁100CC；蘑菇、金針菇、草菇洗淨控乾，蕹菜洗淨，切段；炒鍋倒入花生油燒熱，下三菇過油撈起；蕹菜炒熟，瀝乾，加醬油、醋、麻油、雞精粉拌過，醃後排盤底；炒鍋加油燒熱，下生薑煸過，加醬油、柏子仁汁、醋、糖，倒入三菇，燒5分鐘後加雞精粉撥炒，盛於盤中菜上；鍋中酌加水，調水澱粉、麻油成稀芡，淋於菜上即成。

[**吃法**] 佐餐食用。

[**功效**] 養心補虛，降低尿酸。

[**主治**] 痛風，體弱厭食等。

45. 筍椒番茄

[組成] 番茄250克，青椒50克，水發玉蘭片100克，植物油50克，蔥、薑絲、低鈉鹽、雞精粉、素鮮湯、濕澱粉各適量。

[製法] 將番茄投入開水鍋內燙一下，去皮、切片。青椒切成滾刀塊，用

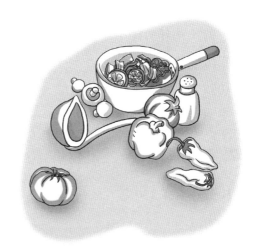

清水洗去青椒籽。水發玉蘭片切成薄片備用。炒鍋上火，放入油燒熱，先炸蔥、薑，再加入番茄、青椒、玉蘭片，然後加入低鈉鹽、雞精粉、素鮮湯，燒開，用濕澱粉勾芡，翻鍋即成。

[吃法] 佐餐食用。

[功效] 健胃消食，清熱解毒，降低尿酸。

[主治] 痛風。

46. 魚香茄子

[組成] 茄子500克，低鈉鹽2克，雞精粉1克，黃酒15克，濕澱粉20克，豆瓣醬20克，白糖25克，醋20克，醬油15克，蔥25克，生薑5克，蒜20克，植物油250克(實耗約75克)。

[製法] 將茄子洗淨，削皮，切成2公分見方的塊，表面切十字花刀，蔥、生薑、蒜切末。將醋、白糖、醬油、低鈉鹽、雞精粉、黃酒、濕澱粉兌好汁。炒鍋燒熱油，將茄子炸成淺黃色，

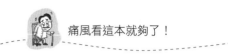
撈出。鍋中留油少許，下豆瓣醬、蔥、生薑、蒜煸炒，待出香味，倒入兌好的汁，炒熟，放入茄子炒勻即成。

[**吃法**] 佐餐食用。

[**功效**] 清熱消腫，降低尿酸。

[**主治**] 痛風，熱毒瘡癰等。

47. 菊花黃瓜

[**組成**] 黃瓜250克，低鈉鹽3克，雞精粉2克，麻油15克，蒜泥10克。

[**製法**] 將黃瓜清洗乾淨後，順長一剖為二，挖去瓜瓤不用，再從每條的中間一切二開成4條。修理成粗細一致的條狀。將每條黃瓜間隔1.5公分切一個「＞」形口，使切出的黃瓜呈燕尾形。將切好的黃瓜置於容器中加少許鹽醃漬片刻，醃好的黃瓜水分擠乾，再加入適量的低鈉鹽、雞精粉、蒜泥、麻油，拌勻即可擺盤。擺盤時先從盤的外圈排起，逐層排擺成菊花狀即成。

[**吃法**] 佐餐食用。

[**功效**] 清熱解渴，降低尿酸。

[**主治**] 痛風，身熱煩渴等。

48. 鮮湯冬瓜燕

[**組成**] 冬瓜1500克，鮮湯500克，低鈉鹽3克，黃酒35克，雞精粉2克，胡椒粉1.5克，乾澱粉25克。

[**製法**] 將冬瓜去掉皮與瓤洗淨，切成15公分長、10公分寬的

塊，再改刀切成薄片，順刀切絲。切絲時要一邊留2.5公分的量，連著不切斷。湯鍋上火，放入清水燒開，將切好的冬瓜絲逐個在乾澱粉上黏勻，

放入開水鍋內焯熟，撈出放到涼水內沖涼，控淨水待用。湯鍋再上火，放入冬瓜絲和250克鮮湯燒開後倒出一部分，再將餘下的鮮湯倒在鍋內燒開，加入低鈉鹽、黃酒、胡椒粉、冬瓜絲。待湯再開，起鍋盛入湯碗內即成。

[**吃法**] 佐餐食用。

[**功效**] 清熱解毒，止渴除煩，降低尿酸。

[**主治**] 痛風，暑熱煩悶，瘡瘍癰腫等。

49. 南瓜燕麥粥

[**組成**] 燕麥片100克，南瓜200克。

[**製法**] 將南瓜去籽洗淨，切成小丁，備用。將南瓜丁和適量清水放入鍋內，用大火煮沸後轉用小火煮至半熟，再放入燕麥片煮沸3～5分鐘，即可食用。

[**吃法**] 早晚餐食用。

[**功效**] 補脾胃，益氣力，降血脂，降尿酸。

[**主治**] 痛風，高血脂症，糖尿病，久病氣虛，脾胃虛弱，氣短倦怠，便溏等。

50. 玉米南瓜餅

[**組成**] 玉米粉500克，南瓜1000克，精鹽、蔥花、植物油各適量。

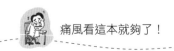

[**製法**] 將南瓜去皮、瓤，洗淨後擦成細絲，放入盆內，加入玉米粉、蔥花、精鹽和適量水拌勻成稀糊狀。平鍋放少許油燒熱，用勺盛麵粉入鍋內，攤成餅形，烙至黃翻過來再烙，熟時出鍋即成。

[**吃法**] 早晚餐食用。

[**功效**] 補中益氣，消炎止痛，降低尿酸。

[**主治**] 痛風，久病氣虛，脾胃虛弱，氣短倦怠等。

51. 五味苦瓜

[**組成**] 新鮮苦瓜250克，麻油、番茄醬、醬油、醋各適量。

[**製法**] 將苦瓜洗淨，去瓜心，只用外面一層，用刀削成透明的薄片，放入碗中，加入番茄醬、醬油、醋、蒜茸拌勻，再撒上香菜末即成。

[**吃法**] 佐餐食用。

[**功效**] 消暑開胃，降低尿酸。

[**主治**] 痛風，熱病煩渴，食欲不振等。

52. 五圓素燴

[**組成**] 胡蘿蔔200克，白蘿蔔200克，萵苣300克，蘑菇100克，草菇100克，低鈉鹽、雞精粉、澱粉、植物油、麻油各適量。

[**製法**] 將胡蘿蔔、白蘿蔔、萵苣修切成球型，與蘑菇、草菇同放在開水鍋中焯水。鍋燒熱加少許油，放鮮湯，再放入五圓料，加入適量雞精粉、低鈉鹽，略加燜燒，勾薄芡，淋麻油，

出鍋裝盤。

[**吃法**] 佐餐食用。

[**功效**] 開胃理氣，止咳化痰，清熱解毒，降低尿酸等。

[**主治**] 痛風，小兒疳積，夜盲症，咳嗽等。

53. 胡蘿蔔丸

[**組成**] 胡蘿蔔400克，
香菜末25克，麵粉800
克，濕澱粉60克，五香
粉2克，醬油20克，精鹽
3克，植物油500克(實耗
約50克)，蔥花、生薑末
各適量。

[**製法**] 將胡蘿蔔擦
碎，用刀稍剁幾下，放

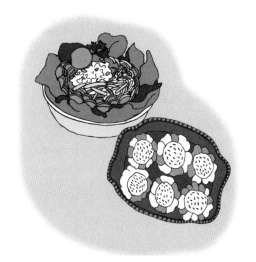

入盆內加入香菜末、五香粉、精鹽、麵粉、濕澱粉拌勻，用八
分熱的油炸成金紅色的丸子待用。將油放入鍋內，下蔥花、生
薑末熗鍋，加入醬油、低鈉鹽和清水，燒開後用勾芡，投入丸
子攪拌均勻即成。

[**吃法**] 佐餐食用。

[**功效**] 消食開胃，降低尿酸。

[**主治**] 痛風，小兒疳積，消化不良等。

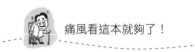

54. 蘿蔔拌海蜇皮

［**組成**］海蜇皮100克，白蘿蔔200克，植物油50克，蔥1.5克，白糖5克，雞精粉1克，精鹽2克，麻油10克。

［**製法**］將白蘿蔔洗淨，切成細絲，用精鹽捏透，海蜇切絲，先用涼水沖洗，再用冷開水漂清，擠乾，放碗內散開。炒鍋上火，放油燒熱，下蔥花炸香，趁熱倒入碗內，加白糖、雞精粉、麻油拌勻即成。

［**吃法**］佐餐食用。

［**功效**］祛痰降脂，降低尿酸。

［**主治**］痛風，高脂血症，痰嗽失音等。

55. 玉兔蘭花

［**組成**］花椰菜250克，鴿蛋10個，低鈉鹽、雞精粉、麻油、胡椒粉、蜂蜜各適量。

［**製法**］花椰菜洗淨，切成小朵，用沸水焯一下；鴿蛋煮熟、去皮，待用。將鴿蛋簡單地雕成兔子形。用適量低鈉鹽、雞精粉、麻油、胡椒粉、蜂蜜將花椰菜拌勻，和鴿蛋一起碼入盤中即成。

［**吃法**］佐餐食用。

［**功效**］開胃消食，生津止渴，降低尿酸。

［**主治**］痛風，對伴有糖尿病、高血脂症、高血壓病、冠心病的患者尤為適宜。

56. 青椒金針菇煲

[**組成**] 青紅椒100克，金針菇250克，低鈉鹽2克，植物油50克，麻油5克，鮮湯100克，濕澱粉5克，香菜10克。

[**製法**] 將青紅椒一切為二，去籽洗淨，切菱形塊。金針菇剪去老根，洗淨。炒鍋燒熱，用油滑一下鍋，加油用大火燒熱，投入青紅椒，煸炒至變色，加鮮湯、低鈉鹽、雞精粉、金針菇滾燒至入味，淋入適量濕澱粉，用鐵勺推拌均勻，著成薄芡。煲放在火上，加底油燒熱，放入香菜，倒入青椒、金針菇，淋上麻油，加蓋上桌即成。

[**吃法**] 佐餐食用。

[**功效**] 溫胃散寒，降低尿酸。

[**主治**] 痛風，寒性胃痛，風濕痛，腰肌痛等。

57. 素炒洋蔥絲

[**組成**] 洋蔥300克，低鈉鹽、黃酒、醬油、白糖、醋、植物油各適量。

[**製法**] 將洋蔥去根，剝去外殼，洗淨切成絲。炒鍋上火，放油燒熱，放入洋蔥絲煸炒，烹入黃酒，加入醬油、低鈉鹽，繼續煸炒，淋入食醋，推勻出鍋即成。

[**吃法**] 佐餐食用。

[**功效**] 清熱化痰，解毒利尿，降低尿酸。

[**主治**] 痛風，高血壓病，高血脂症，腎炎水腫等。

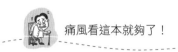

58. 木耳紅棗粥

[**組成**]黑木耳30克，紅棗10枚，白米100克，冰糖20克。

[**製法**]將黑木耳放入冷水中泡24小時，摘去蒂，用清水洗淨，撈出，撕成小塊。紅棗用溫水泡軟，洗淨。白米用清水淘洗乾淨。鍋上大火，放清水適量燒沸，下白米、紅棗燒沸，改用小火，放入黑木耳、冰糖慢燉成粥即成。

[**吃法**]早晚餐食用。

[**功效**]補氣健脾，降低尿酸。

[**主治**]痛風，尤其適合於伴有高血脂症、冠心病和腦血管意外者，對膽結石、腎結石也有一定的防治作用。

59. 雙耳蘑菇

[**組成**]水發黑木耳100克，水發銀耳100克，鮮蘑菇50克，綠菜葉50克，熟筍片50克，鮮湯750克，低鈉鹽、醬油、雞精粉、麻油各適量。

[**製法**]將黑木耳、銀耳分別用清水洗淨，摘去蒂，撕成小塊，瀝淨水，同放碗內。蘑菇剪去根，洗淨後入沸水鍋中略焯撈出，擠乾水，切成厚片。綠菜葉洗淨備用。湯鍋上大火，倒入鮮湯，下筍片燒沸，下黑木耳、銀耳、蘑菇片，加低鈉鹽、醬油、綠菜葉燒沸，撇去浮沫，加雞精粉，淋上麻油，出鍋裝入大湯碗內即成。

[**吃法**]佐餐食用。

[**功效**]防癌抗癌，美容減肥，降低尿酸。

[**主治**] 痛風，尤其適合伴有高血脂症、冠心病和腦血管意外的患者。

60. 蘋果芹菜檸檬汁

[**組成**] 蘋果200克，粗莖芹菜100克，細莖芹菜100克，檸檬1/2個。

[**製法**] 將蘋果洗淨去皮，再與洗淨的粗、細芹菜一同放入果菜機中攪碎榨汁，然後加入檸檬汁，攪勻即成。

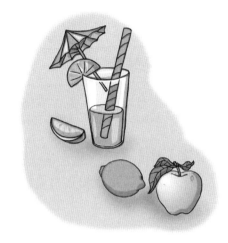

[**吃法**] 佐餐食用。

[**功效**] 固齒護齒，和肝降壓，降低尿酸。

[**主治**] 痛風，高血脂症、高血壓病，不思飲食，脘悶納呆，暑熱心煩等。

61. 燴什錦果羹

[**組成**] 蘋果100克，鳳梨100克，鴨梨100克，香蕉100克，柿餅100克，荔枝50克，櫻桃10顆，山楂糕50克，白糖20克，葡萄乾、藕粉、糖桂花各適量。

[**製法**] 將蘋果、鳳梨、鴨梨、香蕉、荔枝洗淨，去皮除核，切成丁。將柿餅、山楂糕均切成碎丁。炒鍋上火，放入清水、白糖燒沸，用手勺撇去浮沫，再放入香蕉、柿餅、蘋果、鴨梨、荔枝、鳳梨丁、葡萄乾及糖桂花煮沸，用藕粉勾芡，出鍋

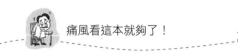

裝入湯碗內，再放入櫻桃、山楂糕丁即成。

[**吃法**] 佐餐食用。

[**功效**] 滋補潤肺，生津止渴，降低尿酸。

[**主治**] 痛風，高血脂症，高血壓病，腦血管意外等。

62. 香蕉胚芽汁

[**組成**] 香蕉1根，小麥胚芽15克，番茄1/2個，草莓5粒，牛奶100克。

[**製法**] 將香蕉、番茄去皮，草莓洗淨去蒂，與牛奶、小麥胚芽一併放入果菜機中攪成勻漿即成。

[**吃法**] 佐餐食用。

[**功效**] 減肥苗條，降低尿酸。

[**主治**] 痛風，高血壓病，肥胖症等。

63. 鴨梨粥

[**組成**] 鴨梨3個(重約350克)，淨白米100克，冰糖適量。

[**製法**] 將梨洗淨，削去皮，切成片待用。炒鍋上火，放入梨片，加入清水，煮至熟爛，用漏勺撈出梨渣，放入白米，煮成稀粥。取碗，放入冰糖，盛入稀粥即成。

[**吃法**] 早晚餐食用。

[**功效**] 養陰清熱，生津化痰，降低尿酸。

[**主治**] 痛風，熱病傷津口渴，糖尿病，熱咳，噎膈，便秘等。

64. 蜜汁山藥餅

[**組成**] 山藥500克，棗泥100克，糯米粉80克，蜂蜜10克，白糖100克，桂花醬5克，麻油25克，植物油300克(實耗約60克)。

[**製法**] 將山藥洗淨，放入籠中蒸熟，取出剝去皮，放在案板上用刀抿成細泥，加入50克糯米麵拌勻。(其餘糯米麵作碟麵)，放在案板上，攤成厚1.5公分的餅，用刀切成2公分見方的塊。棗泥搓成粗0.2公分的條，再切成長1公分見方的塊與山藥泥切等量塊數，將山藥泥逐塊壓扁，蘸著糯米麵，把棗泥包起，輕輕壓成扁圓形的餅。炒鍋放在中火上，放油燒至七分熱，放入山藥餅，約炸5分鐘呈金黃色時撈出，炒鍋放入麻油、白糖50克，在微火上炒至呈雞血紅色時，加入開水200克及蜂蜜、白糖、桂花醬燒沸，用漏勺撈出桂花醬渣，再移至微火上，將汁煸濃，倒入山藥餅，稍煸，盛入盤內即可。

[**吃法**] 佐餐食用。

[**功效**] 健脾益胃，降低尿酸。

[**主治**] 痛風，脾虛便溏等。

65. 軟炸芒果

[**組成**] 八分熟的芒果9個(重約1500克)，雞蛋清2個，麵粉100克，精鹽5克，發酵粉15克，植物油300克(實耗50克)，番茄花1朵，澱粉、番茄醬、香菜各適量。

[**製法**] 將芒果洗淨去皮，片下芒果肉，然後切成條，撒上澱粉。雞蛋清、麵粉和發酵粉加少量的清水、精鹽調成蛋清糊待

用。炒鍋上火，放油燒至五分熱，將芒果條逐一裹上蛋糊，下油鍋炸至芒果條上的蛋清糊熟即撈出，待油溫回升到七分熱，再倒入油鍋再炸一次，炸到淡黃色時即可撈出瀝乾油上碟，把芒果條擺整齊，用番茄花及香菜點綴一下，蘸番茄醬食用。

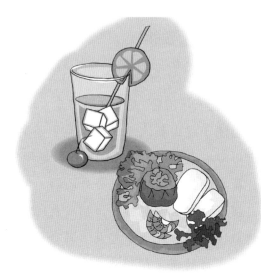

[**吃法**] 佐餐食用。

[**功效**] 益胃止嘔，解渴利尿，定眩止暈，降低尿酸。

[**主治**] 痛風，口渴咽乾，暈眩嘔吐，咽痛音啞等。

66. 牛奶橘汁

[**組成**] 牛奶150克，橘汁50克，白糖25克。

[**製法**] 將牛奶放入小奶鍋中，上火煮開，離火晾涼後，倒入橘汁，加上白糖，拌勻即成。

[**吃法**] 佐餐食用。

[**功效**] 強身補益，降低尿酸。

[**主治**] 痛風，脘腹痞滿，噯氣，熱病後津液不足等。

67. 紅橘羹

[**組成**] 紅橘250克，山楂糕250克，白糖150克，澱粉適量。

[**製法**] 將山楂糕切成碎塊。炒鍋上火，放水燒開，放入山楂糕煮10分鐘後，放入白糖，再放入去皮和籽、切成丁的橘子，水開後，勾芡即成。

[**吃法**] 佐餐食用。

[**功效**] 順氣開胃，降低尿酸。

[**主治**] 痛風，消化不良，脘腹痞滿，噯氣等。

68. 桂花銀耳柑羹

[**組成**] 蜜柑250克，銀耳30克，白糖50克，濕澱粉、糖桂花各適量。

[**製法**] 將蜜柑洗淨去皮。銀耳用溫水浸泡回軟後，摘去根蒂，洗淨，然後放入碗內，加少量清水，上籠蒸約1小時取出。炒鍋上火，將蒸好的銀耳連湯倒入，隨後加入冰糖煮沸，撇去浮沫，之後放入蜜柑再煮沸，用濕澱粉勾芡，再放入糖桂花，出鍋裝碗即成。

[**吃法**] 佐餐食用。

[**功效**] 醒酒生津，潤肺化痰，降低尿酸。

[**主治**] 痛風，胸熱煩滿，口中乾渴或酒毒煩熱，食少氣逆，小便不利等。

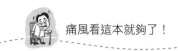

69. 柳丁奶露

[**組成**] 鮮橙1個，牛奶100克，白糖適量。

[**製法**] 將牛奶下鍋燒開，加白糖，待白糖溶化，放入碗中晾涼。鮮橙洗淨，削下頂端，作蓋，挖空柳丁內部，然後置高腳圓口杯，倒入牛奶、橙肉，蓋上蓋，入冰箱鎮涼即成。

[**吃法**] 佐餐食用。

[**功效**] 和胃補虛，降低尿酸。

[**主治**] 痛風，食積腹脹，咽燥口渴等。

70. 葡萄蜜汁藕

[**組成**] 葡萄250克，鮮藕350克，糯米100克，豬網油1張(重約50克)，蜂蜜100克，冰糖、桂花鹵、食鹼各適量。

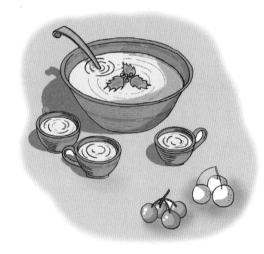

[**製法**] 先選用粗節大藕，切去一端的藕節，洗淨孔中的泥沙，控淨水待用，葡萄用冷開水洗淨，糯米淘洗乾淨，晾乾水分。由藕的一頭切開，將米灌滿，最後將切開處用刀把輕輕地砸平，以防漏米。取沙鍋加清水煮灌好米的藕，用大火燒開後，蓋好蓋，移到小火上煮，待煮至五分熟時，在水中加入少

許食鹼，繼續煮爛為止，待藕變紅色，撈出晾涼，削去藕的外皮。扣碗底墊入網油，再把藕修去兩頭，切成0.3公分厚的圓片，成3排碼入碗內，加入蜂蜜、冰糖、桂花鹵，再蓋上網油，上籠用大火蒸，待糖完全溶化後取出，翻在盤內，去掉網油渣、桂花鹵渣，四周放上葡萄即成。

［吃法］佐餐食用。

［功效］養心除煩，益血開胃，清熱止渴，降低尿酸。

［主治］痛風，氣血虛弱，肺虛久咳，肝腎陰虛，心悸盜汗等。

71. 炸桃片

［組成］桃子750克，雞蛋清3個，雞蛋黃2個，植物油300克(實耗約40克)，麵粉、香草粉、白糖、糖粉、牛奶各適量。

［製法］將桃子洗淨，去皮、核，切成片狀，放入碗內，加入白糖稍醃。牛奶、雞蛋黃、麵粉、香草粉、白糖一起放入盆中，再加入清水，攪勻呈稠糊狀。將雞蛋清打入碗內，抽打成泡沫狀再放入牛奶糊內，攪拌均勻。炒鍋上火，放油燒熱，將桃片掛勻牛奶糊後放入油鍋內，炸至熟透呈金黃色時撈出，裝盤，趁熱撒上糖粉即成。

［吃法］佐餐食用。

［功效］養胃生津，滋陰潤燥，降低尿酸。

［主治］痛風。

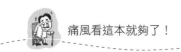

72. 櫻桃桂圓甜湯

[**組成**] 鮮櫻桃30克，桂圓肉50克，枸杞30克，白糖適量。

[**製法**] 將櫻桃、桂圓肉、枸杞洗淨。炒鍋上火，放入清水、桂圓肉、枸杞，煮沸，再用小火燉約20分鐘，加入櫻桃、白糖，起鍋裝碗即成。

[**吃法**] 佐餐食用。

[**功效**] 滋補養血，降低尿酸。

[**主治**] 痛風。

73. 百合枇杷羹

[**組成**] 鮮百合30克，鮮枇杷30克，鮮藕30克，澱粉、白糖、桂花各適量。

[**製法**] 將鮮藕洗淨切成片，與百合、枇杷一同入鍋加水煮，將熟時加入適量的澱粉調勻成羹，食用時加白糖和桂花各少許。

[**吃法**] 佐餐食用。

[**功效**] 滋陰潤肺，清熱化痰，降低尿酸。

[**主治**] 痛風，肺熱咳嗽，潮熱口渴等。

74. 鳳梨杏仁凍

[**組成**] 罐頭鳳梨500克，甜杏仁100克，白糖20克，瓊脂、杏仁精各適量。

[**製法**] 將杏仁用開水稍泡後，撈出去皮剁碎，磨成漿，過濾

去渣。鳳梨切片。瓊脂放入碗內，加入清水，上籠蒸化後取出，過濾去渣。炒鍋上火，倒入杏仁漿，加入瓊脂，用大火煮沸，然後放入杏仁精，攪勻後盛入碗內，晾涼放入冰箱冷凍。原鍋洗淨上火，加入清水、白糖，用大火煮沸後，裝入盆中，晾涼放入冰箱冷凍，然後取出待用。將杏仁凍劃成菱形塊，並放入涼糖水內，待塊浮上糖水面時，撒入鳳梨片即成。

[吃法] 佐餐食用。

[功效] 潤肺止咳，養胃生津，降低尿酸。

[主治] 痛風，消化不良，泄瀉，咳嗽，糖尿病等。

75. 李子羹

[組成] 李子500克，白糖30克，澱粉20克。

[製法] 將李子洗淨，去果柄，放入鍋內加水適量，煮開後，改小火煮熟，將果撈出，碾碎，過羅。餘下來的果皮放回鍋裡，再煮開，再次過羅，餘下的渣扔掉。將白糖放在煮李子的水中，燒開後，用澱粉加水調成糊，慢慢倒入，邊倒邊攪，最後加入果泥攪勻即成。

[吃法] 佐餐食用。

[功效] 清肝滌熱，生津利水，降低尿酸。

[主治] 痛風，陰虛內熱，骨蒸癆熱，消渴引飲，肝膽濕熱，腹水，小便不利等。

76. 糖醋溜翠衣

[組成] 西瓜皮300克，白糖100克，醋50克，精鹽2克，雞蛋

清3個，蔥花5克，蒜茸5克，濕澱粉50克，乾澱粉10克，麵粉10克，植物油750克(約耗50克)。

[**製法**]將西瓜外皮削去留內皮肉，切成2.5公分寬、4公分長的片共20片。把白糖、醋、精鹽、蔥花、蒜茸、濕澱粉加適量的清水兌成糖醋汁。雞蛋清、麵粉、乾澱粉和植物油攪成糊，把瓜片放入抓勻。炒鍋上大火，放油燒至六分熱，逐個下入瓜片，炸成兩面柿黃色時撈出控油。炒鍋上大火，將兌好的糖醋汁倒入鍋內，汁沸時淋上熱油，再下入炸好的瓜片，翻兩個身出鍋裝盤。

[**吃法**]佐餐食用。

[**功效**]清熱解暑，生津止渴，降低尿酸。

[**主治**]痛風，暑熱痓夏，小便不利，咽喉疼痛等。

77. 甜瓜牛奶

[**組成**]牛奶300克，甜瓜400克，蜂蜜30克。

[**製法**]將甜瓜洗淨去皮、瓤，切成小塊後置於容器中，然後倒入牛奶，邊倒邊攪。再加入蜂蜜，邊倒邊攪，混勻後加蓋，置冰箱中放涼後飲用。

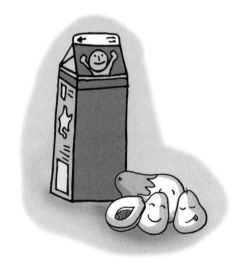

[**吃法**]佐餐食用。

[**功效**]清涼解渴，補腦健身，降低尿酸。

[**主治**] 痛風，暑熱煩渴，二便不利，肺熱咳嗽，風熱痰涎，宿食停滯於胃等。

78. 紅棗桑葚粥

[**組成**] 紅棗10個，桑葚30克，百合30克，白米100克。
[**製法**] 將紅棗、桑葚、百合放入鍋中，加水煎取汁液，去渣後與淘洗乾淨的白米一同煮粥。
[**吃法**] 佐餐食用。
[**功效**] 養血袪風，滋補肝腎，潤肺清心，降低尿酸。
[**主治**] 痛風，神志不安，心悸怔忡等。

> **小叮嚀**
>
> 　　痛風過去最常發生在中老年男性身上，因為從尿酸偏高到出現症狀通常需要好幾年的時間，有一個從量變到質變的過程。不過近幾年來的臨床觀察，年輕患者越來越多，這與現在的飲食結構有很大的關係。

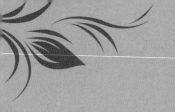

PART 3
藥茶療法

 醫生的話

藥茶是指含有茶葉或不含茶葉的藥物經過沸水沖泡或煎煮取汁，代茶飲用的一種製劑，既可作為保健飲料，又能作為一種治療的劑型。現代研究證實，茶葉是低嘌呤食物，痛風患者經常飲用有助於減緩症狀。適量飲茶可以消脂減肥，美容健身，具有抗菌解毒、抗禦原子能輻射、增強微血管的彈性、預防心血管病、興奮神經系統、加強肌肉收縮力等功用。

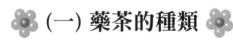 ## (一) 藥茶的種類

(1) 按方劑構成，分為單方藥茶、複方藥茶。

(2) 按有無茶葉，分為含茶藥茶、無茶藥茶。

(3) 按傳統劑型，分為藥茶、藥露。

(4) 按入藥部位，分為花類藥茶、葉類藥茶、莖類藥茶、皮類藥茶等。

(5) 按飲用季節，分為春季藥茶、夏令藥茶、秋季藥茶、冬令藥茶。

(6) 按應用功效，分為保健茶、減肥茶、健美茶、降壓茶、去脂茶、活血茶等。

(二) 藥茶的劑型

(1) 沖泡劑：將藥茶配方中的成分直接放入杯中，用沸水沖泡，加蓋悶10分鐘即可直接飲用。

(2) 煎煮劑：將藥茶配方中的成分先用冷水浸泡15分鐘，然後放入沙鍋中煎煮15～30分鐘，去渣取汁，倒入杯中，趁熱代茶飲用。

(3) 散形茶：將茶葉和藥物，或將藥物粉碎成粗末，混合均勻後分成若干份，每次取1份放入杯中沖泡或放入鍋中加水煎煮後取汁飲用。

(4) 袋泡茶：將藥茶成分粉碎成粗末，或將藥茶成分中一部分提取濃煎汁，另一部分粉碎成細末，混合後烘乾成顆粒狀，按每次劑量分裝入特製的濾紙袋，沖泡時連濾紙袋放入杯中，用沸水沖泡後即可飲用。

(5) 塊形茶：將茶葉和藥物粉碎成粗末，混合均勻後以藥量的10％～20％的神曲或麵粉為黏合劑，加入到藥粉中，攪拌成顆粒，以手捏成團，以觸之能散為準，用模具或壓塊機製成小方塊，低溫乾燥，使含水量降至3％以下即成。

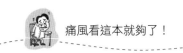

🌸 (三) 痛風茶療驗方 🌸

1. 苦瓜綠茶

[**組成**] 苦瓜1個(約200克)，綠茶3克。

[**製法**] 將苦瓜上端切開，挖去瓜瓤，裝入綠茶，掛在通風處陰乾，用時取下洗淨，連同茶葉切碎，混勻，裝瓶保存，每次取10克，沸水沖泡，約悶20分鐘。

[**吃法**] 代茶飲，佐餐食用。

[**功效**] 清熱解暑，除煩明目，降低尿酸。

[**主治**] 痛風，中暑等。

2. 蓮心茶

[**組成**] 蓮心3克，綠茶3克。

[**製法**] 將蓮心、綠茶放入茶杯中，加入沸水沖泡，加蓋悶5～10分鐘。

[**吃法**] 代茶飲，佐餐食用。

[**功效**] 清心去熱，止血澀精，降低尿酸。

[**主治**] 痛風。

3. 香蕉茶

[**組成**] 香蕉50克，茶葉3克，蜂蜜15克。

[**製法**] 將茶葉放入茶杯中，加入沸水沖泡。然後將香蕉去

皮研碎,將蜂蜜調入茶水中。

[吃法] 佐餐食用。

[功效] 潤燥滑腸,平肝降壓,降低尿酸。

[主治] 痛風,高血壓病等。

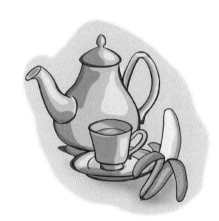

4. 芹菜紅棗茶

[組成] 芹菜250克,紅棗10枚,綠茶3克。

[製法] 將芹菜、紅棗、綠茶放入鍋中,加水煎取汁液。

[吃法] 代茶飲,佐餐食用。

[功效] 平肝降壓,和中養血,清熱利濕,降低尿酸。

[主治] 痛風,高血壓病等。

5. 澤瀉烏龍茶

[組成] 澤瀉15克,烏龍茶3克。

[製法] 將澤瀉加水煮沸20分鐘,取藥汁沖泡烏龍茶即成。

[吃法] 佐餐食用。

[功效] 護肝消脂,利濕減肥,降低尿酸。

[主治] 痛風,肥胖症,脂肪肝,高血脂症等。

6. 薑鹽茶

[組成] 鮮生薑10克,低鈉鹽0.5克,綠茶3克。

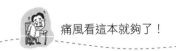
［製法］將鮮生薑、低鈉鹽、綠茶放入茶杯中，加水煎湯500克。

［吃法］代茶飲，佐餐食用。

［功效］清熱潤燥，降低尿酸。

［主治］痛風。

7. 陳葫蘆茶

［組成］茶葉3克，陳葫蘆15克。

［製法］將茶葉與研為粗末的陳葫蘆一同放入茶杯中，加入沸水沖泡，蓋上茶杯蓋悶5分鐘。

［吃法］代茶飲，佐餐食用。

［功效］利水降脂，降低尿酸。

［主治］痛風，肥胖症，脂肪肝，高血脂症等。

8. 薏仁紅棗綠茶

［組成］薏仁60克，紅棗30克，綠茶3克。

［製法］將茶葉用沸水沖泡5分鐘，取汁。再將薏仁與紅棗加水煮熟成粥狀，兌入茶汁和勻。

［吃法］代茶溫飲，佐餐食用。

［功效］健脾利濕，解毒化濁，降低尿酸。

［主治］痛風。

9. 蕎麥蜜茶

［組成］蕎麥麵120克，茶葉6克，蜂蜜60克。

［**製法**］將茶葉碾成細末，與蕎麥面、蜂蜜混勻，備用。每次取20克，沸水沖泡。

［**吃法**］代茶飲。

［**功效**］潤肺止喘，降氣寬腸，降低尿酸。

［**主治**］痛風，咳喘病等。

10. 蜂蜜紅茶

［**組成**］紅茶5克，蜂蜜適量。

［**製法**］將紅茶放入茶杯中，加沸水沖泡10分鐘，調入蜂蜜即成。

［**吃法**］佐餐食用。

［**功效**］溫中和胃，降低尿酸。

［**主治**］痛風。

11. 陳葫蘆玉米鬚茶

［**組成**］陳葫蘆15克，玉米鬚30克，茶葉3克。

［**製法**］將陳葫蘆研為碎末。陳葫蘆末與玉米鬚、茶葉混合，以沸水沖泡，加蓋悶10分鐘即成。

［**吃法**］代茶，頻頻飲用，可連續沖泡3～5次。

［**功效**］利水減肥，祛脂消腫。

［**主治**］痛風合併高血脂症。

12. 陳皮山楂烏龍茶

［**組成**］陳皮10克，山楂20克，烏龍茶5克。

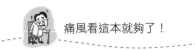

［**製法**］將陳皮、山楂洗淨，同入沙鍋，加水適量，煎煮30分鐘，去渣，取汁沖泡烏龍茶，加蓋悶10分鐘後即可。

［**吃法**］代茶頻飲。

［**功效**］化痰降脂，降壓減肥。

［**主治**］痛風合併高血脂症。

13. 荷葉二皮茶

［**組成**］乾荷葉50克，烏龍茶5克，絲瓜皮6克，西瓜皮5克。

［**製法**］用紗布將乾荷葉、絲瓜皮、西瓜皮、烏龍茶包好，放清水中浸泡清洗後備用。沙鍋中放水5杯，放入紗布包，上火煮熬至水沸，取汁即成。

［**吃法**］代茶頻飲。

［**功效**］清熱利水，減肥降脂。

［**主治**］痛風合併高血脂症。

14. 荷葉橘皮烏龍茶

［**組成**］乾荷葉30克，橘皮5克，陳葫蘆10克，烏龍茶20克。

［**製法**］將乾荷葉、橘皮、陳葫蘆共研為細末，混入茶葉中。每次取5克沖泡。

［**吃法**］代茶頻飲，可連續沖泡3～5次。

［**功效**］祛脂減肥，理氣化痰。

［**主治**］痛風合併高血脂症。

15. 絞股藍決明槐花飲

[**組成**]絞股藍15克，決明子30克，槐花10克。

[**製法**]將絞股藍、決明子、槐花分別揀雜，絞股藍切碎，決明子敲碎，與槐花同入沙鍋，加水煎煮30分鐘，過濾，去渣取汁，加入少許蜂蜜，拌勻即成。

[**吃法**]早晚2次分服。

[**功效**]益氣補脾、清肝降濁、化痰降脂。

[**主治**]痛風合併高血脂症。

16. 大黃茶

[**組成**]綠茶6克，大黃2克。

[**製法**]將綠茶、大黃放入杯中，加入沸水沖泡，蓋上茶杯蓋稍悶即成。

[**吃法**]代茶飲。

[**功效**]清熱，瀉火，通便，消積，去脂。

[**主治**]痛風合併單純性肥胖症。

17. 健身降脂茶

[**組成**]綠茶10克，何首烏10克，澤瀉10克，丹參10克。

[**製法**]將綠茶、何首烏、澤瀉、丹參一同放入鍋中，加水煎湯，去渣取汁。

[**吃法**]每日1劑，代茶飲。

[**功效**]活血利濕，降脂減肥。

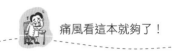

[**主治**] 痛風合併單純性肥胖症。

18. 陳葫蘆茶

[**組成**] 茶葉2克，陳葫蘆15克。

[**製法**] 將茶葉、陳葫蘆放入杯中，加入沸水沖泡，蓋上茶杯蓋稍悶即成。

[**吃法**] 代茶飲。

[**功效**] 利水降脂。

[**主治**] 痛風合併單純性肥胖症。

19. 二根玉薺茶

[**組成**] 山楂根10克，茶樹根10克，玉米鬚10克，薺菜花3克。

[**製法**] 將山楂根、茶樹根、玉米鬚、薺菜花切碎，放入鍋中，加水煎煮20分鐘即成。

[**吃法**] 隨意代茶頻飲。

[**功效**] 消食導滯，利尿減肥。

[**主治**] 痛風合併單純性肥胖症。

20. 桑白皮茶

[**組成**] 桑白皮30克。

[**製法**] 將桑白皮刮去表皮，沖洗乾淨切成段，將水燒沸，立即投下，煮3～5沸，撤火，加蓋悶10分鐘。

[**吃法**] 代茶頻飲。

[**功效**] 利水消痰。

[**主治**] 痛風合併單純性肥胖症。

21. 山楂銀菊茶

[**組成**] 山楂10克，菊花10克，銀花10克。

[**製法**] 將山楂拍碎，與菊花、銀花一同放入鍋中，加水煎湯，取汁。

[**吃法**] 代茶飲，每日1劑。

[**功效**] 活血化瘀，散腫降脂，清熱平肝。

[**主治**] 痛風合併單純性肥胖症。

22. 桑枝茶

[**組成**] 嫩桑枝20克。

[**製法**] 將嫩桑枝切成薄片，沸水沖泡。

[**吃法**] 代茶飲，每日1劑，連服3天。

[**功效**] 祛風濕，行水氣。

[**主治**] 痛風合併單純性肥胖症。

23. 地龍茶

[**組成**] 鮮蚯蚓10條，白糖適量。

[**製法**] 將鮮蚯蚓搗汁，加少許涼開水調勻，加入白糖，混勻飲用。

[**吃法**] 每日1次。

[**功效**] 清熱降火，祛風安神。

[**主治**] 痛風合併腦血管意外。

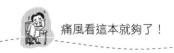

24. 桑葚首烏茶

［**組成**］桑葚6克，制首烏（研成粗末）10克。

［**製法**］將桑葚、制首烏放入茶杯中，加沸水沖泡，加蓋悶15分鐘。

［**吃法**］代茶飲，每日1劑。

［**功效**］補肝腎，益精血。

［**主治**］痛風合併腦血管意外。

25. 紅菊槐花茶

［**組成**］紅花3克，菊花4克，槐花5克。

［**製法**］將紅花、菊花、槐花放入茶杯中，加沸水沖泡，加蓋悶5分鐘即成。

［**吃法**］代茶飲，每日1劑。

［**功效**］活血祛瘀，降脂。

［**主治**］痛風合併腦血管意外。

26. 決明子茶

［**組成**］炒決明子15克，綠茶2克。

［**製法**］將炒決明子、綠茶放入茶杯中，加入沸水，加蓋悶5分鐘即成。

［**吃法**］每日1次，代茶飲。

［**功效**］清肝明目，瀉火。

［**主治**］痛風合併腦血管意外。

27. 夏枯草茶

[**組成**]夏枯草30克，綠茶2克。

[**製法**]將夏枯草煎湯至沸，將綠茶放入瓷杯中，然後把煎沸的夏枯草湯沖入，加蓋悶5～10分鐘。

[**吃法**]當茶飲，常服。每日換2次茶葉。

[**功效**]清肝明目，利水消腫。

[**主治**]痛風合併腦血管意外。

28. 苦丁桑葉茶

[**組成**]苦丁茶6克，菊花6克，桑葉6克，白茅根6克，鉤藤6克。

[**製法**]將苦丁茶、菊花、桑葉、白茅根、鉤藤製成粗末，放入沙鍋中，加水煎湯取汁。

[**吃法**]代茶頻飲。

[**功效**]清熱平肝。

[**主治**]痛風合併腦血管意外。

29. 珍珠茶

[**組成**]珍珠1克，茶葉2克。

[**製法**]將珍珠加工成極細粉末。沸水沖泡茶葉，以茶汁送服珍珠粉。

[**吃法**]每日早晨飲服。

[**功效**]平肝潛降，潤澤肌膚。

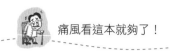

[**主治**] 痛風合併腦血管意外。

30. 菊花茶

[**組成**] 白菊花3克，綠茶2克。

[**製法**] 將菊花、綠茶一同放入茶杯中，加開水泡服。

[**吃法**] 代茶飲用，夏日宜多飲。胃寒便瀉者忌用，冬季不宜用。

[**功效**] 清肝息風明目。

[**主治**] 痛風合併腦血管意外。

31. 黃瓜藤茶

[**組成**] 黃瓜藤60克，綠茶2克。

[**製法**] 將黃瓜藤、綠茶放入沙鍋中，加水煎煮取汁。

[**吃法**] 代茶飲，每日1劑。

[**功效**] 清熱化痰。

[**主治**] 痛風合併腦血管意外。

32. 菖蒲茶

[**組成**] 石菖蒲15克，酸梅肉2枚，紅棗肉2枚，紅糖適量。

[**製法**] 將石菖蒲洗淨，放茶杯內，再把紅棗、酸梅和糖一起加水燒沸，

然後倒入茶杯。

[**吃法**] 代茶飲。

[**功效**] 寧心安神，芳香辟濁。

［**主治**］痛風合併腦血管意外。

33. 密蒙花茶

［**組成**］綠茶2克，密蒙花5克，蜂蜜20克。

［**製法**］將綠茶、密蒙花一同放入沙鍋中，加水350克，煮沸3分鐘，過濾取汁，加入蜂蜜拌勻即成。

［**吃法**］代茶飲，每日1劑，分3次飲用。

［**功效**］清肝明目，潤腸通便。

［**主治**］痛風合併腦血管意外。

34. 陳皮決明子茶

［**組成**］陳皮10克，決明子20克。

［**製法**］將陳皮揀去雜質，洗淨後晾乾或烘乾，切碎，備用。將決明子洗淨，敲碎，與切碎的陳皮同放入沙鍋，加水濃煎2次，每次20分鐘，過濾，合併兩次濾汁，再用小火煮至300克即成。

［**吃法**］代茶飲。

［**功效**］燥濕化痰，清肝降脂。

［**主治**］痛風合併肝功能異常。

35. 陳皮青皮飲

［**組成**］陳皮20克，青皮15克，白糖10克。

［**製法**］將陳皮、青皮洗淨，切成小塊，放入容器內，然後用開水泡上，待入味，加白糖拌勻即成。

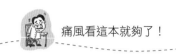

［**吃法**］上下午分服。

［**功效**］疏肝解鬱，消暑順氣。

［**主治**］痛風合併肝功能異常。

36. 蟲草銀杏葉茶

［**組成**］冬蟲夏草粉10克，銀杏葉15克。

［**製法**］將銀杏葉洗淨，晒乾或烘乾，研成粗粉，與蟲草粉充分混合均勻，一分為二，裝入綿紙袋中，封口掛線，備用。每次取1袋，放入杯中，用沸水沖泡，加蓋悶15分鐘即成。

［**吃法**］沖茶頻飲，每日2次。一般每袋可連續沖泡3～5次。

［**功效**］益腎滋陰，化痰定喘，降脂養心。

［**主治**］痛風合併肝功能異常。

37. 丁香茉莉茶

［**組成**］丁香、茉莉花、綠茶各2克。

［**製法**］以上三味共研細末，過篩，製成袋泡茶，用時用沸水浸泡即成。

［**吃法**］代茶頻飲，不拘時間。

［**功效**］理氣化濁，降低血脂。

［**主治**］痛風合併肝功能異常。

38. 荷葉山楂烏龍茶

［**組成**］荷葉、山楂、烏龍茶。

［**製法**］將上三味藥共研粗粉，開水沖沏。

［吃法］代茶頻飲。

［功效］清熱散瘀，降脂降壓。

［主治］痛風合併肝功能異常。

39. 絞股藍山楂茶

［組成］絞股藍15克，生山楂30克。

［製法］將絞股藍、生山楂分別洗淨，切碎後同入沙鍋，加水煎煮30分鐘，過濾取汁即成。

［吃法］代茶，頻頻飲用，可連續沖泡3～5次，當日飲完。

［功效］化痰導滯，活血降脂。

［主治］痛風合併肝功能異常。

40. 山楂菊花茶

［組成］山楂、白菊花、茶葉各適量。

［製法］將山楂、白菊花、茶葉按3：2：1比例，將山楂煎水沖泡菊花、茶葉。

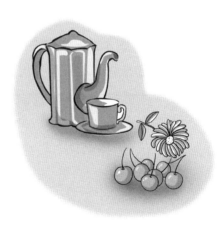

［吃法］代茶飲。

［功效］保肝降脂。

［主治］痛風合併肝功能異常。

41. 秋水仙茶

［組成］秋水仙鱗莖5克，綠茶2克。

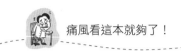
[**製法**] 將秋水仙鱗莖剁成片狀，與綠茶同放入有蓋杯中，用沸水沖泡，加蓋悶10分鐘即可飲用。

[**吃法**] 代茶，頻頻飲用，一般可沖泡3～5次，當日服完。秋水仙不僅可供觀賞，其鱗莖及種子有良好的藥用食療價值，它含有較多的秋水仙鹼，所以可以替代西藥秋水仙鹼治療痛風發作期患者。經臨床觀察，鮮品的作用優於乾品，如採用乾燥的秋水仙鱗莖泡服，每天不超過3克。

[**功效**] 清熱解毒，止痛利濕。

[**主治**] 濕熱痹阻型老年痛風病急性發作期，對急性痛風性關節炎尤為適宜。

 小叮嚀

　　茶葉中也含有少量的嘌呤成分及興奮劑咖啡鹼。所以，對痛風患者來說，飲茶應有所限制，而且不宜飲濃茶。

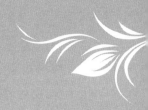

PART 4
藥膳療法

 醫生的話

　　藥膳是把藥物和食物經過烹調加工製成膳食，透過藥物和食物功效的適當搭配組合，發揮保健強身、防病治病、延年益壽的作用。其功效並不是藥物和食物的功效之和，而是藥物和食物合理配合後的協同功效。保健藥膳要根據食用者年齡、性別，以及季節氣候的不同而定。治療藥膳則要根據疾病的性質判定，分清寒、熱、表、裏、虛、實，辨證施膳。

(一) 藥膳療法的特色

　　藥膳是傳統菜肴中的一顆明珠，也是中醫藥寶庫中的瑰寶。它是選用某些具有一定保健和治療作用的食物，或在食物中配以適當的中藥，透過烹調製作成各種佳餚，具有藥物和食物的雙重作用，即取藥物之性、食物之味，使其食借藥力、藥助食威，兩者相輔相成，共奏保健和醫療功效，是我國自然療法中具有一定特色的食療方法。

　　從原始社會的神農氏嘗百草，開創了「藥食同源」的時代

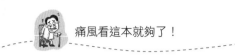

起，經殷商時期伊尹發明湯液，到唐代藥膳專著《食療本草》問世，說明藥膳療法在我國歷史悠久，源遠流長，直到近代眾多的食療、藥膳專著的出現，目前已形成具有傳統特色的較為完整的藥膳學科，各類藥膳已從餐飲業進入尋常百姓家庭，並引起世界各國的重視和關注。

藥膳的配製應在中醫理論指導下，根據不同的病症，辨證選用，還應做到因時、因地、因人制宜，選用不同的食物、藥物及藥食兼用之品。只有這樣，才能製作成具有較高治療效果的美味佳餚，這是藥膳不同於一般菜肴和食療的又一特色。

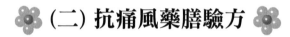

(二) 抗痛風藥膳驗方

1. 韭菜子粥

［**組成**］韭菜子8克，白米60克，低鈉鹽適量。

［**製法**］將韭菜子研細末，以米煮粥，待粥沸後，加入韭菜子末及低鈉鹽，同煮為稀粥食用。

［**吃法**］早晚餐食用。

［**功效**］補益肝腎，降低尿酸。

［**主治**］痛風，勃起功能障礙等。

2. 柿葉山楂粥

［**組成**］柿葉10克，山楂12克，白米100克。

［**製法**］將柿葉、山楂加水煎取藥汁，加入淘淨的白米之中，

下鍋，再加適量水煮熬成粥。

[**吃法**] 早晚餐食用。

[**功效**] 降壓降脂，降低尿酸。

[**主治**] 痛風，尤其適合於伴有高血壓病、高血脂症者。

3. 焦三仙粥

[**組成**] 焦山楂30克，焦麥芽30克，焦穀芽30克，白米50克。

[**製法**] 將焦山楂、焦麥芽、焦穀芽與洗淨的白米同入鍋中，加水煮成稠粥。

[**吃法**] 早晚餐食用。

[**功效**] 消食和胃，降低尿酸。

[**主治**] 痛風，消化不良等。

4. 荷葉粥

[**組成**] 白米200克，荷葉30克，白糖30克。

[**製法**] 將白米淘洗乾淨，荷葉切成小塊，洗淨備用。把荷葉放入溫水鍋內煮至水發綠。水沸後，取出荷葉，下米入鍋。開鍋後用小火煮至白米開花，盛入碗內，加入白糖即成。

[**吃法**] 早晚餐食用。

[**功效**] 開胃清熱，降低尿酸。

[**主治**] 痛風，並可預防中暑。

5. 清陰艾餃

[**組成**] 糯米粉150克，白米粉350克，鮮嫩艾葉60克，芝麻50

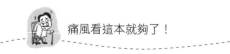

克，白糖30克，鹼水少許。

[**製法**]將鍋內加水150克，置大火上燒沸。加入鹼水少許燒至再沸，下入洗淨的嫩艾葉，煮軟，約煮5分鐘(煮時不加鍋蓋，防止艾葉變黃)，起鍋撈入涼水中過涼。芝麻淘洗乾淨，控乾水分，放入鍋中小火炒至芝麻變色，並透出香味時起鍋。用擀麵杖將炒芝麻擀壓成細末，和綿白糖放在一起拌勻成餡。將白米粉放入麵缸中，沖入沸水350克，邊沖邊用木棍攪勻，成厚粉糊狀。在煮軟的艾葉中加入鹼水少許，再加入糯米粉一起和勻，再把白米厚粉糊和入，用力揉勻揉透。在案板上撒上乾糯米粉，放上麵團搓成直徑4公分的條，揪成重約45克的劑子。將劑子按扁，成直徑6.6公分的扁圓厚皮。捏成酒盅狀，加入餡料10克。用雙手拇指與食指先捏成三角形，再收口捏成高6公分、寬6.6公分、厚3.3公分的海燕形狀的生坯。艾餃生坯擺入籠中，大火蒸約20分鐘即熟。

[**吃法**]早晚餐食用。

[**功效**]溫中消食，養陰生津，降低尿酸。

[**主治**]痛風。

6. 蓧麥花粉薏仁餅

[**組成**]蓧麥麵250克，粗麥粉100克，天花粉10克，薏仁30克，植物油、麻油、蔥花、生薑末、精鹽、雞精粉各適量。

[**製法**]將天花粉、薏仁揀雜，洗淨後，晒乾或烘乾，共研成粗粉，與蓧麥麵、粗麥粉充分拌和均勻，放入盆中，加清水適量，調拌成糊狀，加適量植物油、麻油、蔥花、生薑末、精

鹽、雞精粉等，拌和均勻，備用。平底煎鍋上中火，放油燒至六分熱，用小勺將蕎麥花粉薏仁糊逐個煎成圓餅即成。

［**吃法**］早晚餐食用。

［**功效**］清熱解毒，補虛健脾，降脂降糖，降低尿酸。

［**主治**］痛風，糖尿病，高血脂症，脂肪肝等。

7. 雞內金小紅豆粥

［**組成**］小紅豆60克，雞內金15克，白米100克。

［**製法**］將雞內金研末，小紅豆、白米洗淨，同煮成粥，稍溫服食。

［**吃法**］早晚餐食用。

［**功效**］消食開胃，健脾養血，降低尿酸。

［**主治**］痛風，尤其適合伴有糖尿病、肥胖症、高血脂症、高血壓病者。

8. 小紅豆內金荷葉粥

［**組成**］小紅豆50克，雞內金10克，荷葉1張。

［**製法**］將雞內金研末，荷葉洗淨切碎，備用。小紅豆入鍋中加水適量煮粥。待熟時放入雞內金末和荷葉，燉至熟爛離火。

［**吃法**］早晚餐食用。

［**功效**］健脾養血，清暑開胃，降低尿酸。

［**主治**］痛風，尤其適合伴有糖尿病、肥胖症、高血脂症、高血壓病者。

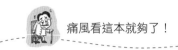

9. 橘皮粥

［**組成**］陳皮20克，白米100克。

［**製法**］將陳橘皮研末。白米淘洗乾淨。炒鍋上火，加入清水、白米，用大火煮沸後，改用小火煮約15分鐘，再加入橘皮，略煮即成。

［**吃法**］早晚餐食用。

［**功效**］理氣健脾，降低尿酸。

［**主治**］痛風，消化不良，傷酒煩渴等。

10. 茯神蓮心粥

［**組成**］茯神6克，蓮子心3克，白糖20克，白米100克。

［**製法**］將茯神碾成細粉。再將淘洗乾淨的白米入鍋，加水1000克，先用大火燒開，再轉用小火熬煮，待粥快熟時將白糖、茯神粉和洗淨的蓮心加入鍋中，稍煮即成。

［**吃法**］早晚餐食用。

［**功效**］健脾除煩，清熱利濕，降低尿酸。

［**主治**］痛風，胃虛便溏，倦怠乏力，血虛萎黃等。

11. 蜂蜜燉番木瓜

［**組成**］番木瓜1個，蜂蜜適量。

［**製法**］將番木瓜洗淨，去皮、核，切成小塊，放入盆中，加入蜂蜜適量，上籠蒸至熟爛，取出即成。

［**吃法**］佐餐食用。

[**功效**] 滋陰潤肺，降低尿酸。

[**主治**] 痛風。

12. 白茯苓粥

[**組成**] 白茯苓粉15克，白米100克，雞精粉、低鈉鹽、胡椒粉各適量。

[**製法**] 將淘洗乾淨的白米入鍋，加入白茯苓粉和水1000克，用大火燒開，再轉用小火熬煮成稀粥，加入雞精粉、低鈉鹽和胡椒粉即成。

[**吃法**] 早晚餐食用。現代研究證實，茯苓有利尿、降血糖、抗菌作用，能促進尿酸的排出，因此對痛風患者有益。

[**功效**] 健脾益胃，利水消腫，降低尿酸。

[**主治**] 痛風，小便不利等。

13. 茯苓芡實粥

[**組成**] 茯苓10克，芡實15克，白米 100克。

[**製法**] 將茯苓、芡實搗碎，加清水適量，煎煮至軟爛時，再與淘洗乾淨的白米一同煮成稀粥。

[**吃法**] 早晚餐食用。

[**功效**] 健脾補腎，降低尿酸。

[**主治**] 痛風。

14. 陳皮茯苓薏仁粉

[**組成**] 陳皮300克，茯苓450克，薏仁300克，白糖25克。

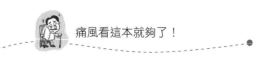

［**製法**］將陳皮、茯苓、薏仁晒乾或烘乾，共研成細粉，調入白糖，瓶裝即成。

［**吃法**］佐餐食用。

［**功效**］燥濕化痰，化脂降濁，降低尿酸。

［**主治**］痛風，高血脂症，脂肪肝等。

15. 茯苓糕

［**組成**］白茯苓120克，人參10克，山藥30克，麵粉400克，精鹽適量。

［**製法**］將白茯苓、人參、山藥、精鹽研為細粉，與麵粉和勻，加水適量，製作成糕，上籠蒸熟即成。

［**吃法**］每日早晨食用50～100克。

［**功效**］補脾益腎，養心益智，降低尿酸。

［**主治**］痛風。

16. 茯苓夾餅

［**組成**］茯苓500克，麵粉1000克，蜜餞500克，松子仁20克。

［**製法**］將茯苓製粉後，與麵粉和勻，做成薄餅。在兩層薄餅中夾好松子仁、蜜餞，烤熟。

［**吃法**］當零食食用。

［**功效**］補氣健脾，強身抗衰，寧心安神，降低尿酸。

［**主治**］痛風。

17. 茯苓核桃餅

［**組成**］茯苓粉500克，核桃仁300克，蜂蜜800克，桂花5克，麵粉1250克，澱粉500克，白糖50克。

［**製法**］將麵粉、茯苓粉、澱粉加水調成麵漿，並以此烘製皮子。另將蜂蜜、糖熬溶，加入核桃仁、桂花拌勻成為餡子，最後每取餡40克平攤1張皮子上，再覆上1張皮子即成。

［**吃法**］當零食食用。

［**功效**］健脾益胃，益智安神，補腎強腰，降低尿酸。

［**主治**］痛風。

18. 參苓山藥湯圓

［**組成**］白參3克，茯苓15克，山藥20克，糯米粉250克，赤豆沙50克，白糖20克，豬油15克。

［**製法**］將白參、茯苓、山藥洗淨，蒸熟，搗爛成泥，與豆沙、白糖、豬油共同拌

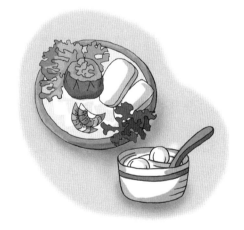

勻，搓成拇指大的丸子，備用。將乾糯米粉放在盤中，然後放上參苓山藥豆沙丸，將盤子左右擺動，讓丸子黏上糯米粉，再將黏有糯米粉的丸子逐個蘸水，再放進盤中滾動，使其均黏上乾糯米粉。如此反復操作三四次，便成為湯圓。將湯圓投入鍋中煮熟，再放進白糖水中即成。

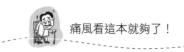
［吃法］佐餐食用。

［功效］補脾益胃，補腎益氣，降低尿酸。

［主治］痛風。

19. 白茅根小紅豆湯

［組成］小紅豆、西瓜皮、白茅根各50克。

［製法］將小紅豆淘洗淨。西瓜皮洗淨後切成小塊。白茅根洗淨後亦切成同樣小塊。將小紅豆、西瓜皮、白茅根一同放入沙鍋中，加入清水適量，先用大火煮沸，再轉用小火煮2小時即成。

［吃法］佐餐食用。

［功效］促進尿酸排泄，利濕清熱，涼血生津。

［主治］高尿酸血症。

20. 茯苓山藥羹

［組成］白茯苓30克，山藥60克，紅糖15克。

［製法］將山藥、茯苓共研成粗粉，入鍋中，加水煮成稠羹，用生粉勾薄芡，兌入紅糖，調勻即成。

［吃法］佐餐食用。

［功效］益氣健脾，促進尿酸排泄。

［主治］高尿酸血症。

21. 金銀花薏仁粥

［組成］金銀花20克，薏仁20克，蘆根30克，冬瓜子仁20克，

桃仁10克，白米100克。

[**製法**] 將前5味用冷水浸泡半小時，加水煎煮15分鐘，去渣取汁，再與白米一起煮成稠粥。

[**吃法**] 早晚分食。金銀花清熱解毒，薏仁化濕蠲痺，蘆根協助銀花清熱，冬瓜子協助薏仁利濕痰，桃仁活血化瘀，白米健脾和胃。本藥粥對濕熱痺阻型痛風有輔助治療作用。

[**功效**] 清熱化濕，活血化瘀。

[**主治**] 高尿酸血症、濕熱痺阻型痛風。

22. 炒烏梢蛇片

[**組成**] 烏梢蛇1條，低鈉鹽、胡椒粉、黃酒、蔥段、生薑片、植物油各適量。

[**製法**] 將烏梢蛇宰殺，去皮及內臟，洗淨，切成薄片。炒鍋上火，放油燒至七分熟，將蛇片倒入鍋中反覆翻炒，至蛇片八分熟時，加低鈉鹽、黃酒、蔥段、生薑片，繼續翻炒至熟透，撒上胡椒粉即成。

[**吃法**] 當菜佐餐，隨意食用。烏梢蛇為遊蛇科動物烏梢蛇除去內臟的乾燥全體，具有清熱解毒、祛風通絡、舒筋止痛作用。人工飼養的烏梢蛇肉可供食用。若能經常當菜佐餐，對濕熱痺阻型痛風有輔助治療作用。

[**功效**] 清熱解毒，祛風舒筋，活絡止痛。

[**主治**] 高尿酸血症、濕熱痺阻型痛風。

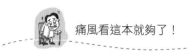

23. 薏仁燉蛇肉

[**組成**] 薏仁50克，蛇肉200克，黃酒、低鈉鹽、雞精粉、蔥段、生薑片、胡椒粉、豬油各適量。

[**製法**] 將薏仁去雜洗淨。蛇肉洗淨，入沸水鍋內焯一下，撈出切塊。沙鍋上火，放豬油燒熱，將薏仁、蛇肉同放入鍋內，加入適量清水、黃酒、蔥段、生薑片、低鈉鹽燒沸，改為小火燉至蛇肉熟爛，揀去生薑片、蔥段，放入雞精粉、胡椒粉調味，出鍋即成。

[**吃法**] 當菜佐餐，隨意食用。薏仁可健脾化濕、蠲痹清熱。蛇肉能清熱利濕、通絡止痛，與薏仁同燉後適用 於濕熱痹阻型老年痛風患者。

[**功效**] 清熱利濕，祛風通絡，活血止痛。

[**主治**] 高尿酸血症、濕熱痹阻型痛風。

24. 威靈仙蛇肉湯

[**組成**] 活蛇1條，威靈仙15克，細辛3克，當歸10克，紅棗10枚，生薑、低鈉鹽各適量。

[**製法**] 將活蛇宰殺，去頭、皮及內臟，洗淨後切成段，與洗淨的威靈仙、細辛、當歸、紅棗、生薑一同放入沙鍋內，加適量清水，先用大火燒開，轉用小火慢燉2小時左右，待蛇肉熟爛，加入低鈉鹽調味即成。

[**吃法**] 當菜佐餐，隨意食用。威靈仙善 於通行經絡，祛風除濕止痛之力頗強，凡風濕痹痛、痛風關節屈伸不利、筋脈拘攣

者均可選用，與袪風通絡止痛的蛇肉燉湯後對濕熱痹阻型痛風
兼有風濕者尤為適合。

[**功效**] 袪風散寒，利濕通絡。

[**主治**] 高尿酸血症、濕熱痹阻型痛風，對兼有風濕者尤為適
宜。

25. 土茯苓烏梢蛇湯

[**組成**] 烏梢蛇250克，黃瓜500克，土茯苓 100克，小紅豆60
克，生薑30克，紅棗20克，低鈉鹽適量。

[**製法**] 將烏梢蛇宰殺後剝皮，去頭及內臟，洗淨後放入沸水
鍋中煮熟，去骨取肉。黃瓜洗淨切成塊，與洗淨去核的紅棗、
小紅豆、土茯苓、生薑、蛇肉一同放入沙鍋內，加水適量，用
大火煮沸後轉用小火燉3小時，加低鈉鹽調味即成。

[**吃法**] 當菜佐餐，隨意食用。土茯苓具有解毒除濕、通利關
節等功用。現代藥理研究證實，土茯苓可增加血尿酸的排泄，
有利於控制高尿酸血症，與袪風通絡止痛的烏梢蛇同燉後，可
作為痛風病急性期、慢性期的輔助治療。

[**功效**] 清熱化濕，解毒通絡。

[**主治**] 高尿酸血症、濕熱痹阻型痛風。

26. 綠豆百合荷葉湯

[**組成**] 綠豆100克，百合50克，鮮荷葉200克，冰糖適量。

[**製法**] 將鮮荷葉洗淨切碎，適量加水煎煮，去渣取汁，加入
洗淨的綠豆、百合，一同燉爛，加入冰糖調味即成。

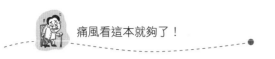
[**吃法**] 早晚分食。綠豆能祛熱解暑、利尿消腫。百合含一定量的秋水仙鹼，能對抗痛風。荷葉清暑化濕利尿。以上三味合用，對濕熱痹阻型痛風患者有減輕症狀的功用。

[**功效**] 清熱化濕，降低血尿酸。

[**主治**] 高尿酸血症、濕熱痹阻型痛風。

27. 䗪蟲川芎糊

[**組成**] 土鱉蟲3克，川芎10克，炒麵粉30克，紅糖適量。

[**製法**] 將土鱉蟲、川芎共研細末，加入炒麵粉中，以沸水沖調，加紅糖調味即成。

[**吃法**] 早晚分食。土鱉蟲善於活血化瘀、通絡止痛。川芎長於活血行氣、祛風止痛。以上兩味，與麵粉、紅糖同製成糊劑，對痰瘀阻絡，偏於血瘀之痛風有治療功用。

[**功效**] 活血化瘀，通絡止痛。

[**主治**] 高尿酸血症、痰瘀阻絡型痛風。

28. 過橋全蠍

[**組成**] 活蠍50克，黃瓜300克，香菜200克，荷葉餅250克，洋蔥60克，全蛋糊200克，精鹽3克，雞精粉1克，芥末醬5克，豆瓣辣醬10克，麻油 20克，植物油250克(實耗約20克)。

[**製法**] 將蠍子去尾，放溫水中浸泡，撈出瀝乾水分，或將蠍子放冷鹽水中加溫，令其蹦跳排盡毒液至死，再撈出瀝乾水分。洋蔥洗淨，切細絲，加入精鹽、雞精粉、麻油(10克)，拌勻。黃瓜去皮，洗淨，切成細條，加少許精鹽醃漬片刻後擠去

水分，在盤中堆砌成形。香菜洗淨，切成小段。炒鍋上中火，放油燒至五分熱，速將蠍子沾勻全蛋糊，下油鍋內炸至色黃身挺直時撈出，待油溫升至六、七分熱時，再投入再炸1次，至表皮酥脆、色深黃時撈起，在盤內堆成形。芥末醬加入少許低鈉鹽、雞精粉調勻成芥末味碟。豆瓣辣醬也加入少許雞精粉、麻油，調成辣醬味碟，與洋蔥、香菜、黃瓜條、荷葉餅一同隨蠍子上桌。吃時可用荷葉餅夾洋蔥、蠍子蘸芥末醬食用，也可用荷葉餅夾蠍子、黃瓜條、香菜，蘸豆辣醬食用。

[**吃法**] 當菜佐餐，隨意食用。全蠍具有解毒散結、化瘀止痙、通絡止痛功用，對頑固性風濕痹痛有效。全蠍與黃瓜、香菜、荷葉餅、洋蔥等含嘌呤較少的食物配伍製成清香酥脆的蟲類藥膳，對痰瘀阻絡型痛風有輔助治療作用。

[**功效**] 化痰散瘀，攻毒散結，通絡止痛。

[**主治**] 高尿酸血症、痰瘀阻絡型痛風。

29. 壁虎雞蛋

[**組成**] 活壁虎10條，雞蛋1顆。

[**製法**] 將活壁虎置沙鍋中乾燒至死，勿令焦，研磨成粗末，再置沙鍋中焙乾，進行第2次研磨，經篩過後即成壁虎粉，貯存備用。將雞蛋煮熟，烘乾，研成細粉，然後與壁虎粉(約3克)混勻裝入紙包中即成。

[**吃法**] 早晚分服。壁虎又稱守宮，可祛風散結，解毒通絡、化痰止痛。古代常用於治療關節風濕性疼痛，與補益氣血的雞蛋同用，對痰瘀阻絡型痛風有扶正蠲痹作用。

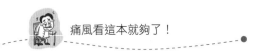

[功效] 化瘀散結，祛風解毒。

[主治] 高尿酸血症、痰瘀阻絡型痛風。

30. 骨碎補鹿角霜粉

[組成] 骨碎補200克，鹿角霜100克。

[製法] 將骨碎補、鹿角霜共研為細末，瓶裝備用。

[吃法] 每日2次，每次6克，用黃酒送服。骨碎補擅長補腎蠲痹、活血止痛。鹿角霜為鹿角熬膠後的殘渣，價格低廉，可補腎強筋骨。以上兩味碾粉，加工1次可服用3週，能明顯緩解痛風疼痛。

[功效] 補腎健骨，祛痹強筋。

[主治] 高尿酸血症、肝腎虧虛型痛風。

31. 天麻杜仲粉

[組成] 天麻150克，杜仲150克。

[製法] 將天麻、杜仲晒乾或烘乾，研成細粉，瓶裝備用。

[吃法] 每日2次，每次6克，溫開水送服。天麻具有良好的通經活絡作用，慣用於風濕痹痛、手足不遂。現代實驗研究提示，天麻有鎮痛作用，能對抗冰醋酸引起的扭體反應，提高對熱刺激的痛閾值。杜仲對冰醋酸所致扭體反應，熱板法試驗均有鎮痛效果。杜仲能補肝腎、強筋骨，善治肝腎不足引起的腰腿疼痛。將以上兩味鎮痛佳品同研細粉，持續服用2個月，對老年痛風病史較長，關節腫大畸形，功能障礙或關節周圍、耳輪周圍有痛風石者有良好療效。

［**功效**］蠲痹去濕，止痛通絡。

［**主治**］高尿酸血症、肝腎兩虛型老年痛風病發作間歇期和慢性期，關節腫大疼痛，功能障礙。

32. 土茯苓粥

［**組成**］土茯苓30克，白米100克。

［**製法**］將土茯苓洗淨，晒乾，研成細粉，備用。白米淘淨後，入鍋加水煮成稠粥，粥將成時兌入土茯苓粉，攪勻後再煮沸即成。

［**吃法**］上下午分服。土茯苓不僅可作藥用，而且民間不少地方也作食用。現代實驗研究證明，土茯苓可增加血尿酸的排泄。對於痛風病發作間歇期和慢性期的治療，主要是從排泄尿酸，控制高尿酸血症入手，所以土茯苓粥在一定程度上可替代某些排尿酸的西藥。本藥膳方對老年痛風病急性發作期、發作間歇期、慢性期均有顯效。

［**功效**］清熱解毒，除濕通絡。

［**主治**］濕熱痹阻型老年痛風病急性發作期，對急性痛風性關節炎尤為適宜。也適用於痛風病發作間歇期和慢性期的老年患者。

33. 仙人掌奇異果玉米粥

［**組成**］鮮玉米100克，奇異果50克，仙人掌50克，冰糖適量。

［**製法**］將鮮玉米用攪磨機絞成糊，將奇異果洗淨去皮，仙人掌去皮洗淨，共絞成糊，鍋中放適量水，先放適量冰糖攪融

化，然後將玉米糊放入沸水鍋中用小火煮熬成玉米粥糊，再將奇異果、仙人掌糊放入攪勻燒沸即可。

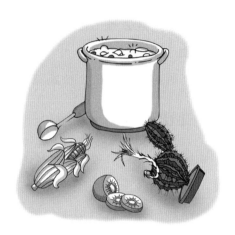

[吃法] 早晚餐食用。

[功效] 健脾消食，降脂降壓。

[主治] 痛風合併高血壓病。

34. 玉米鬚粥

[組成] 玉米鬚50克(鮮品100克)，白米100克，蜂蜜30克。

[製法] 將玉米鬚洗淨，切碎，剁成細末，放入碗中備用。將白米淘洗淨，放入沙鍋，加水適量，煨煮成稠粥，粥將成時調入玉米鬚細末，小火繼續煮沸，離火稍涼後拌入蜂蜜即成。

[吃法] 每日早晚分食。

[功效] 清熱利尿，平肝降壓。

[主治] 痛風合併高血壓病。

35. 金櫻子粥

[組成] 金櫻子30克，白米50克，低鈉鹽1克。

[製法] 先煮金櫻子約30分鐘，去藥渣，留取藥汁。以藥汁煮白米為粥，臨熟時加低鈉鹽即可。

[吃法] 每晚臨睡前佐餐食之。

[**功效**] 固精澀腸，縮尿止瀉，健脾益氣。

[**主治**] 痛風合併糖尿病。

36. 陳皮枸杞粟米粥

[**組成**] 陳皮15克，枸杞15克，粟米100克。

[**製法**] 將陳皮洗淨，曬乾或烘乾，研成細末，備用。將枸杞、粟米分別淘洗淨，同放入沙鍋，加適量水，大火煮沸後，改用小火煮30分鐘，待粟米酥爛、粥將成時，調入陳皮細末，拌和均勻，再用小火煮至沸即成。

[**吃法**] 早晚餐食用。

[**功效**] 理氣解鬱，滋補肝腎，化痰降脂。

[**主治**] 痛風合併肝功能異常。

37. 大黃紅棗粟米粥

[**組成**] 大黃15克，粟米100克，紅棗10枚。

[**製法**] 將大黃洗淨，切成片，晒乾或烘乾，研成極細末，備用。紅棗洗淨後用溫水浸泡片刻，待用。將粟米淘洗乾淨，放入沙鍋，加適量水，先用大火煮沸，倒入浸泡的紅棗，繼續用小火煨煮至粟米酥爛，粥稠時，調入大黃細末，拌勻，煮至沸即成。

[**吃法**] 早晚餐食用。

[**功效**] 除積祛瘀，活血降脂。

[**主治**] 痛風合併肝功能異常。

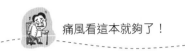

38. 白茯苓粥

[**組成**] 白茯苓粉15克，白米100克，雞精粉、低鈉鹽、胡椒粉各適量。

[**製法**] 將淘洗乾淨的白米入鍋，加入白茯苓粉和清水1000克，用大火燒開後轉用小火熬煮成稀粥，加入雞精粉、低鈉鹽和胡椒粉調味即成。

[**吃法**] 每日早晚溫熱食用。凡陰虛無濕或老年人脫肛和小便多者不宜服。

[**功效**] 健脾益胃，利水消腫。

[**主治**] 痛風合併單純性肥胖症。

39. 荷葉粥

[**組成**] 荷葉50克，白糖15克，白米150克。

[**製法**] 將鮮荷葉洗淨，剪去蒂及邊緣；再將白米淘洗乾淨入鍋，加水適量，將荷葉置於白米上，用大火燒開後轉用小火熬煮成稀粥，揭去荷葉，放入白糖，拌勻即成。

[**吃法**] 分數次食用。

[**功效**] 清暑利濕，止血，降血壓，降血脂。

[**主治**] 痛風合併單純性肥胖症。

40. 決明降脂粥

[**組成**] 炒決明子15克，山楂50克，白菊花10克，白米100克，白糖適量。

［**製法**］將決明子和白菊花一起加水煎煮2次，藥液濾過後與淘洗乾淨的白米、去核的山楂一同煮成粥，調入白糖即成。

［**吃法**］分數次食用。

［**功效**］降脂減肥，清熱明目。

［**主治**］痛風合併單純性肥胖症。

41. 蘑菇代代花

［**組成**］鮮代代花10朵，蘑菇100克，雞蛋2顆，芹菜30克，山楂醬25克，酸黃瓜片25克，麵粉15克，精製植物油50克，鮮湯250克，辣椒粉3克，胡椒粉2克，低鈉鹽適量。

［**製法**］將蘑菇洗淨去蒂，浸泡片刻控水，切成片。鮮代代花取瓣洗淨，裝盤待用。雞蛋煮熟，浸泡涼水中，撈出去皮，取蛋白切成小片。取碗1只，放入蘑菇片，5朵代代花瓣片，再放鮮湯200克，上籠蒸5分鐘取出。炒鍋上火，放油燒熱，下芹菜絲煸炒至半熟，放入蘑菇片、蛋白片同炒，放山楂醬、麵粉少許，繼續翻炒，放餘下的鮮湯、酸黃瓜片，攪拌均勻，燒開，撒入餘下的5朵代代花片，燒開後立即出鍋即成。

［**吃法**］佐餐食用。

［**功效**］開胃減肥，補虛強身。

［**主治**］痛風合併胸悶、食欲不振。

42. 紅菱代代腐竹（炸豆腐皮）

［**組成**］代代花5朵，水紅菱角500克，水發腐竹150克，嫩筍片150克，洋蔥絲30克，胡蘿蔔絲25克，番茄醬25克，辣醬油15

克，芹菜段25克，甜青椒塊50克，白糖15克，低鈉鹽、胡椒粉各適量。

[**製法**] 將代代花取瓣洗淨。再將水紅菱角剝去殼和衣(殼內一層薄皮帶有澀味)。腐竹用溫水泡發，擠乾水分，切段。水紅菱角切塊，撒胡椒粉、低鈉鹽，用油煎上色，放入燜鍋，加清水燜八分熟。芹菜段、甜青椒塊用沸水焯一下。番茄去皮、籽，切粒。炒鍋燒熱放油，煸炒洋蔥絲、胡蘿蔔絲至微黃色，加入番茄醬、白糖拌勻，炒至呈紅色時，倒入水紅菱角鍋內，再放入筍片、腐竹段，直至燜熟。再把芹菜段、青椒塊、番茄丁一起倒入水紅菱角鍋內，微開，放低鈉鹽、辣醬油，調好口味，放入代代花瓣，拌勻出鍋即成。

[**吃法**] 佐餐食用。

[**功效**] 化痰消積。

[**主治**] 痛風合併單純性肥胖症。

43. 百合花雞蛋羹

[**組成**] 鮮百合花25克，雞蛋4顆，玉蘭片25克，水發白木耳25克，水發黑木耳25克，菠菜葉25克，鮮湯200克，麻油15克，濕澱粉25克，黃酒15克，精鹽、雞精粉、胡椒粉各適量。

[**製法**] 將鮮百合花摘洗乾淨，用沸水燙一下撈出。將蛋清、蛋黃分別打入2個碗裡，每碗內放入少許精鹽、雞精粉、胡椒粉，醃拌均勻，待用。炒鍋上火，放清水1000克燒開，下入雞蛋清，待浮起時撈出控水，再放雞蛋黃，待熟後撈出控水。炒鍋燒熱，放油燒至五分熱，放蔥花，炒出香味，加入鮮湯、玉

蘭片、水發白木耳、水發黑木耳、百合花，加黃酒、低鈉鹽、雞精粉燒開，放入蛋清片、蛋黃片、菠菜葉，用濕澱粉勾芡，淋上少許麻油，出鍋即成。

[**吃法**] 佐餐食用。

[**功效**] 清熱祛痰，美容減肥。

[**主治**] 痛風合併單純性肥胖症。

44. 丹參粟粉紅棗粥

[**組成**] 丹參20克，粟粉10克，紅棗10克，白米100克。

[**製法**] 將丹參洗淨煎湯，取汁與紅棗、白米同煮粥，將熟時調入粟粉略煮即成。

[**吃法**] 經常服用，每日1劑。

[**功效**] 養血活血，安神寧心，健脾益腎。

[**主治**] 痛風合併腦血管意外。

45. 養心粥

[**組成**] 桂圓10枚，紅棗5枚，山藥15克，丹皮10克，山楂10克，白米100克。

[**製法**] 將桂圓、紅棗、山藥、丹皮、山楂洗淨，與淘洗乾淨的白米一同放入沙鍋中，加適量的清水，用大火燒開後轉用小火，煮至粥稠即成。

[**吃法**] 當早餐或晚餐食用。

[**功效**] 補益心脾，益氣養血。

[**主治**] 痛風合併腦血管意外。

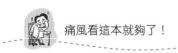

46. 杏仁桑白皮粥

[**組成**] 杏仁15克，桑白皮60克，紅棗7枚，生薑2片，牛奶30克，白米60克。

[**製法**] 將杏仁去皮尖，研成泥狀，調入牛奶，絞取汁液。紅棗去核，與桑白皮、生薑一同水煎取汁；以藥汁加入白米煮粥，臨熟時再加入杏仁汁，再稍煮即成。

[**吃法**] 每日分2次食用。

[**功效**] 清熱化痰祛濕。

[**主治**] 痛風合併腦血管意外。

47. 山茱萸粥

[**組成**] 山茱萸15克，白米60克。

[**製法**] 將山茱萸、白米分別洗淨，一同放入沙鍋中，加適量的清水，用大火燒開後轉用小火煮至粥稠，加入適量白糖，稍煮即成。

[**吃法**] 分2次服用。

[**功效**] 補腎精，助腎陽，固精收斂。

[**主治**] 痛風合併腦血管意外。

48. 當歸柏子仁粥

[**組成**] 當歸15克，柏子仁5克，白米30克，蜂蜜適量。

[**製法**] 將當歸切片洗淨，柏子仁去淨皮殼雜質搗爛，白米淘洗乾淨。將柏子仁泥、白米、當歸一齊放入鍋中，加適量清

水，用大火燒開後轉用小火煮至粥稠，加入適量蜂蜜，再煮1～2沸即成。

[**吃法**] 每日食用2次。

[**功效**] 養血安神，活血，潤腸通便。

[**主治**] 痛風合併腦血管意外。

49. 人參遠志棗仁粥

[**組成**] 人參3克，遠志10克，酸棗仁10克，白米50克，蜂蜜適量。

[**製法**] 將人參洗淨切薄片。將遠志、酸棗仁、白米一同放入沙鍋內，加入適量的清水，用大火燒開後轉用小火煮至粥半熟，加入人參片及適量蜂蜜。

[**吃法**] 分3餐食用。

[**功效**] 補氣養血，安神。

[**主治**] 痛風合併腦血管意外。

50. 茯苓貝梨

[**組成**] 茯苓16克，川貝母10克，梨1000克，蜂蜜適量。

[**製法**] 茯苓洗淨後切成小方塊，川貝母去雜洗淨，梨洗淨切丁。將茯苓、川貝母放入鍋中加適量水煮沸，煮至茯苓、川貝母熟透，加入梨、蜂蜜繼續煮至梨熟。

[**吃法**] 當點心食用。

[**功效**] 清熱潤肺，止咳化痰。

[**主治**] 痛風合併腦血管意外。

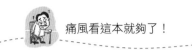

51. 竹筍枸杞頭

［**組成**］枸杞頭500克，熟竹筍50克，低鈉鹽、黃酒、雞精粉、生薑末、白糖、精製植物油各適量。

［**製法**］枸杞頭去雜洗淨。熟竹筍切細絲。炒鍋上火，放油燒至八分熱，用生薑末熗鍋，投入枸杞頭、竹筍絲一起煸炒，下低鈉鹽、黃酒、白糖煸炒至枸杞頭入味，下雞精粉後，起鍋裝盤即成。

［**吃法**］佐餐食用。

［**功效**］清肝化痰，滋陰潛陽。

［**主治**］痛風合併腦血管意外。

52. 葛粉羹

［**組成**］葛粉50克，荊芥20克，豆豉150克。

［**製法**］將葛粉搗碎成細末，製成麵條，備用；荊芥穗和豆豉一同放入鍋內，加水煮沸，去渣取汁，再將葛粉麵條放入藥汁中煮熟即成。

［**吃法**］空腹時食用。

［**功效**］滋肝，祛風，開竅。

［**主治**］痛風合併腦血管意外。

53. 螺旋藻粟米粥

［**組成**］螺旋藻粉5克，粟米100克。

［**製法**］將粟米淘洗乾淨，放入沙鍋，加適量水，大火煮沸後

改用小火煮30分鐘，待粟米酥爛、粥稠時，調入螺旋藻粉，拌勻即成。

[**吃法**]早晚餐食用。

[**功效**]降脂降糖，健脾減肥。

[**主治**]痛風合併肝功能異常。

54. 馬齒莧蒲黃粥

[**組成**]鮮馬齒莧150克，蒲黃粉6克，粟米100克。

[**製法**]將鮮馬齒莧揀去雜質，洗淨，切碎後盛入碗中，備用。將粟米淘洗乾淨，放入沙鍋，加適量水，大火煮沸後，改用小火煮30分鐘，加切碎的鮮馬齒莧，攪拌均勻，繼續煮至粟米酥爛，待粥將成時調入蒲黃粉，再煮至沸即成。

[**吃法**]早晚餐食用。

[**功效**]清熱解毒，散瘀降脂。

[**主治**]痛風合併肝功能異常。

55. 麥麩陳皮粟米粥

[**組成**]麥麩30克，陳皮10克，粟米100克。

[**製法**]將麥麩、陳皮揀去雜質，晒乾或烘乾，研成極細末，待用。將粟米淘洗乾淨，放入沙鍋，加適量水，大火煮沸，改用小火煮30分

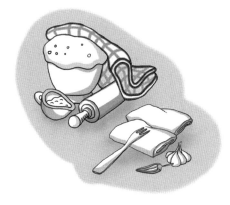

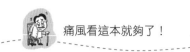

鐘，調入麥麩、陳皮細末，拌和均勻，繼續用小火煮至粟米酥爛、粥稠即成。

[**吃法**] 早晚餐食用。

[**功效**] 健脾理氣，和血降脂。

[**主治**] 痛風合併肝功能異常。

56. 蕎麥荷葉餅

[**組成**] 蕎麥麵粉500克，花生油60克。

[**製法**] 取一半蕎麥麵粉放盆內，緩緩澆入沸水，邊澆邊攪拌，和成燙麵團。另一半蕎麥麵粉放入另一盆內，加冷水或溫水拌勻。然後將兩塊麵團合在一起揉勻。將麵團放在案板上，分塊揉勻、搓條，揪成劑子(大劑子每個重30克，小劑子每個重15克)，逐個擀成直徑8公分、厚0.6公分的圓形薄片(大荷葉餅直徑12公分)，刷勻油，撒上少許乾麵粉，再用小笤帚掃一下，然後將兩張薄片摞上，合在一起，擀成圓形荷葉餅生坯。平底鍋上火燒熱，放入荷葉餅生坯，用小火烙約3分鐘，至餅的底面出現六、七分黃色花紋，翻身再烙3分多鐘，把餅層揭開一個再合上，翻一個身，烙至兩面都有均勻花紋、內外熟透時，即可取出。大荷葉餅疊成三角形，小荷葉餅折成月牙形盛盤。

[**吃法**] 當主食食用。

[**功效**] 健脾消積，降脂減肥。

[**主治**] 痛風合併肝功能異常。

57. 首烏葛根玉米麵餅

[**組成**] 玉米麵100克，粟米粉、糯米粉各60克，何首烏粉、葛根粉各30克，紅糖20克，蔥花、生薑末、低鈉鹽、雞精粉、植物油各適量。

[**製法**] 將上述5種麵粉混合均勻，並調入紅糖，加適量溫開水，揉合後分成8個粉團，擀成8個粉餅，揉擀過程中，加適量植物油及蔥花、薑末、低鈉鹽、雞精粉等。將平底煎鍋置火上，加植物油適量，刷勻平底鍋面，將粉餅逐個放入，用小火邊煎邊烘烤，待粉餅煎烤至酥香鬆軟時即成。

[**吃法**] 作主食食用。

[**功效**] 滋陰養血，補虛降脂。

[**主治**] 痛風合併肝功能異常。

58. 金銀花粥

[**組成**] 金銀花30克，白米50克，白糖適量。

[**製法**] 將白米洗淨，放入鍋中，加適量清水，小火煮至將熟時，加入金銀花，再煮二、三沸，加入白糖即成。

[**吃法**] 溫熱食用。

[**功效**] 清熱解毒，降脂降壓，聰耳明目。

[**主治**] 痛風合併高血脂症。

PART 5
體育療法

醫生的話

　　體育療法是運用體育運動方式進行鍛鍊，達到增強體質、防病治病、益壽延年的目的，它是預防治療的一種方法，又稱醫療體育。體育療法能促進人體新陳代謝，調節神經活動，增強人體的機能狀態，動員患者自身的積極動能來抵抗疾病。

（一）痛風了也要運動

1. 體育療法對痛風患者的好處

　　體重增加和體力活動減少常是痛風和2型糖尿病發生的重要誘因，也是產生高血脂症及冠心病等的病因，特別是肥胖患者，更需要增加體育鍛鍊，以減輕體重。長

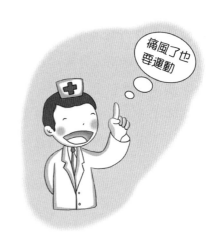

痛風了也要運動

期有規律的體育鍛鍊可有以下效果：

(1) 增加熱能消耗，減少體內脂肪，減輕肥胖：運動時肌肉活動增加，需要大量熱能來支援，這樣就可以消耗攝入的過多熱能。一般情況下，即使是輕微的體力活動也能使機體多消耗10％～20％的熱能。運動還能調整大腦皮質活動狀態，恢復神經內分泌系統對新陳代謝的正常調節，促進脂肪分解，減輕肥胖。

(2) 增強胰島素敏感性，減輕胰島素抵抗：近來的研究發現，2型糖尿病、糖耐量減低、冠心病、高血脂症、高血壓、肥胖、高尿酸血症等均存在共同的發病機制—胰島素抵抗，並把上述疾病群稱為胰島素抵抗綜合征。長期適量運動可增強脂肪細胞中酶的活性，加速脂肪分解代謝，消耗過剩的脂肪組織，具有減肥的作用，從而使細胞膜上的胰島素受體敏感性增高，達到降糖、降脂作用。

(3) 透過影響食欲減少食物的攝入量：體育鍛鍊可使5-羥色胺水平升高，從而抑制食欲，減少熱能的攝入。運動還可改善腹腔臟器的活動，增強胃腸蠕動，減少腹脹、便秘等常見的消化道症狀。

(4) 降低血脂：體育鍛鍊可降低血中極低密度脂蛋白和低密度脂蛋白膽固醇、三酸甘油、胰島素和血尿酸水準。有利於防止心血管併發症發生。

(5) 精神效能：運動後使人感到精神爽快，消除各種精神緊張，產生鎮靜作用，減輕患者在限制飲食過程中的精神緊張。運動還可以改善血液循環系統的功能，降低血壓，增強心肺功

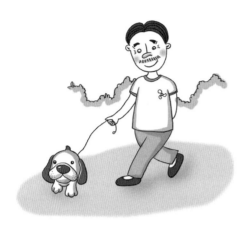

能，特別是長期規律適量的運動，可增強患者的工作能力，提高生活的信心，易使患者養成良好的生活習慣。

痛風患者完全可以適當運動。痛風患者大多數有肥胖、超重、高血壓、高血脂症和動脈硬化，許多患者年齡已在50歲以上，心血管功能不是十分健全，故應進行適當的體育運動，以增強體質，改善心血管功能。體育運動還有利 於維持理想的體重，防止肥胖。所以應把體育鍛鍊作為治療痛風有益的輔助措施。

體育運動分無氧運動與有氧運動。有氧運動是透過運動中的呼吸，有效地吸入和利用氧氣並產生熱能的運動。有氧運動的特點是持續時間長，能增強耐力，消耗多餘的脂肪，卻不積累疲勞。適當的體育運動對痛風患者是有益的，它可預防痛風發作，減少內臟脂肪，減輕胰島素抵抗性。如果採用最大氧攝取量的50％～60％的中等運動量，50歲左右的患者心率能達到110～120次／分，以少量出汗為宜。

痛風患者的身體一般都比較弱，開始體育鍛鍊時，應先從短時間的輕微活動開始，隨著體質的增強，逐漸增加運動量，延長活動時間。每日鍛鍊1～3次，每次15～30分鐘比較合適，不要過度勞累。體育鍛鍊的方式有多種多樣，如散步、健

身操、太極拳、打球、滑冰、跑步等。體育療法宜在早午飯後1小時左右開始。運動形式和程度可靈活運用，但應是不太劇烈的、有規律的並能長期持續從事的各種活動。痛風合併糖尿病者，在胰島素作用最強時（例如上午11時）不宜進行體育鍛鍊。如果進行體育鍛鍊，必須掌握好臨時加餐的方法，以防止低血糖反應。如果注射胰島素治療，在注射胰島素後及吃飯以前也要避免體育活動，防止發生低血糖。

劇烈運動會使有氧運動轉為無氧運動，肌肉中三磷酸腺苷(ATP)分解，向血液裡大量釋放肌苷(次黃嘌呤核苷)、次黃嘌呤，使血尿酸增高，血乳酸增高，而抑制腎臟對尿酸的排泄。無氧運動不能長時間持續進行，不能像想像的那樣消耗大量熱能，因為消耗的主要是糖類，幾乎不動用脂肪，因此痛風患者要儘量避免。

體育療法對輕、中程度的痛風患者，尤以成人肥胖型患者最為適合。經飲食控制和藥物治療後病情好轉或控制的痛風患者，正在口服降血尿酸藥時，亦可用體育療法。有結石、動脈硬化、高血壓、冠心病等痛風併發症，但病情較輕，這些患者可進行適度的體育活動，但應根據病情的輕重、耐力情況、運動後的反應等，採用適當的運動方式與運動負荷，如散步、小運動量的臥位或坐位醫療體操(輕量醫療體操)等。

2. 痛風患者的運動處方

體育療法必須按病情制訂治療方案，加強管理和指導。體育療法對痛風患者中度超重者或肥胖者更為適合，可用作口服

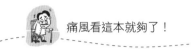

降血尿酸藥的配合治療。運動處方一般包括：

(1) 運動的強度：運動強度是單位時間內的運動量，是運動處方定量化與科學性的核心。這種強度可用相對強度來表示，即採用最大運動能力按最大耗氧量的百分比表示。臨床上可採用簡易方法，以估算運動中的心率來表示最大耗氧量。最大安全運動心率為（220-年齡）。運動時心率為最大安全心率的60％～70％、開始時達50％即可，適應後逐漸增加。

(2) 運動的種類：① 有氧運動。步行、慢跑、走跑交替、游泳、騎自行車、滑冰、越野滑雪、跳繩、上下樓梯等。② 伸展運動。健身操、太極拳、五禽戲、八段錦、健身迪斯可、跳舞、醫療體操等。③ 力量性鍛鍊。採取中等強度的有主要肌群參與的力量訓練，每次8～10組，每組重複8～12次。

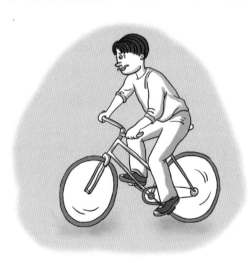

(3) 運動時機：注意運動與飲食的關係很重要，空腹運動易發生低血糖反應，餐後立即運動影響消化、吸收，所以主張餐後1小時後運動較為合適。

(4) 運動持續時間：中等強度運動以每分鐘消耗80卡為宜。一般為餐後活動20分鐘，每日2～3次。步行30分鐘約消耗熱能100卡，每日步行30分鐘，1年內可減輕體重約4公斤；快步走、騎

自行車、游泳30分鐘均可消耗熱能150大卡。

　　(5) 運動次數：因人而異，一般最少每週3次，體質較好或有運動習慣者應維持每日運動。

　　(6) 小運動量方式適應證：口服降血尿酸藥的量較大、病情易波動的患者；輕、中度痛風性心臟病，視網膜病變及痛風性腎病患者；痛風伴輕、中度高血壓，下肢血管病變及周圍神經病變患者；直立性低血壓患者。

專家建議

　　運動過程中，要做到從小運動量開始，循序漸進，關鍵在於堅持不懈。要注意運動中休息，如果總共安排1小時的運動量，那麼每活動15分鐘應停下來休息一次，並喝點水補充體內水分，休息5～10分鐘後再活動15～20分鐘。這樣1小時內分為3個階段，以每次20分鐘或半小時，感覺身上微微出汗，心跳每分鐘110～120次而又不感到疲勞為度。避免運動量過大和時間過長。

(二) 治療痛風的常用體育療法

　　痛風患者應常年保持有規律的運動習慣，一來可以幫助控制體重，二來可以增進代謝，有助於尿酸的排除。要注意運動的規律性、穩定性和持續性。

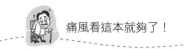

1. 有氧運動四部曲

運動要有充分的準備和整理。以整個運動為例，運動可分為四個步驟：

(1) 準備活動：慢跑2～4分鐘，再做一套全身柔軟運動，用5分鐘活動各個關節與肌群，增加彈性，提高心率，做好強度運動準備。

(2) 開始鍛鍊：要設定「尺度」，即運動時應達到的心率。運動應達到的「量」，即每週3次，每次持續30分鐘；或每週4次，每次20分鐘；或每週5次，每次20分鐘。

(3) 放鬆整理：運動20～30分鐘後突然停止，不論坐下還是躺下都可能使腦缺血，甚至失去知覺。應放慢速度3～5分鐘，同時做上肢活動，讓心率慢慢降下來。

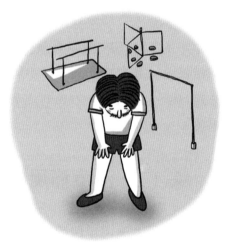

(4) 補充運動：徒手俯臥撐，引體向上，仰臥起坐，俯臥挺身，這些運動能使在鍛鍊時活動不充分的上肢和腰腹得到運動。

2. 散步

有一種可以降血尿酸的簡單運動—散步！許多經常散步的痛風患者都有親身體會：如此簡單的活動卻有令人驚喜的功效！

的確，散步是一項非常好的運動，簡單方便，效果肯定，所以我們向所有痛風患者推薦這種活動方式。1個小時的散步大約可以消耗200卡的熱能，假如痛風患者不增加進食總量，每天散步1小時，持續2.5週，就可以減掉約半公斤的體重。因此，希望痛風患者扔掉車子，步行去購物中心，步行去超級市場，步行去位於街角的藥店。散步對於肌肉和關節來說是「小菜一盤」，也很少會導致不良反應。經常運動還會增加機體對熱能的利用，這樣就更有助於痛風患者控制體重和降低血尿酸。

痛風患者如果選擇散步，應注意1天以1萬步為目標進行，稍微快步(1分鐘 100步左右)。

3. 慢跑

痛風患者，尤其是老年患者，不宜參加衝擊性、競技性強的劇烈運動，而慢跑對這些患者來說則是既簡單而又易行的有氧運動。系統的參加長跑鍛鍊，可以延緩冠狀動脈病變，降低心肌梗塞發生率，促進冠狀動脈側枝循環的建立，降低血中膽固醇的含量，對防治肥胖症、冠心病、痛風等均有好處。

慢跑能增強新陳代謝，從而改善人的精神狀態。持續長跑鍛鍊的人，跑後會感到全身舒適，頭腦清醒，精神煥發，尤其對退休後的老年人，由於失去了緊張的工作節奏，社交活動減少，容易產生孤獨、寂寞、情緒抑鬱等精神變化。慢跑運動能使人身心愉快，使老年人精神爽朗，增強治癒疾病的信心。老年患者在參加慢跑運動之前，應做全面的體格檢查，如測血壓、心電圖檢查等，然後根據自己的身體狀況量力而行。無

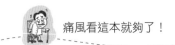

心、腦、腎、肺重要器官器質性病變的老年人運動時的最高心率不要超過（170-年齡）。如一個60歲的老年人，運動後的心率不宜超過每分鐘110次。

4. 羽毛球及網球

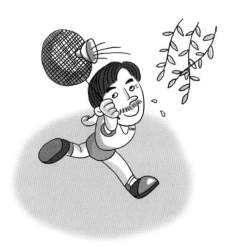

打球的時候，不僅上下肢要活動，全身也要根據球的方向隨時急劇移動，這就使全身各個肌肉群都得到鍛鍊，加強呼吸器官的工作，吸入更多的氧氣，加速周身的血液循環，運送更多的養分，以保證肌肉收縮的需要，從而改善了內臟器官的功能，使身體得到比較全面的鍛鍊，不僅提高了心肺功能，而且肌肉、骨骼也逐漸發達起來。

羽毛球及網球運動，男女老少都很適合。因為它的運動量適中，參加者可以根據自己的健康狀況隨意調整。羽毛球及網球運動多在露天環境中進行，如果空氣清新，除了對痛風患者有利外，對於消除運用腦力後的疲勞也非常有效。當對陣雙方把打羽毛球作為一種娛樂，打得輕鬆愉快之時，揮拍的動作會富有節奏感，給人一種美的享受，令人心曠神怡，倦意全消。當雙方越打越迅速，要比試高低、爭個你輸我贏之時，中樞神經系統的活動，也隨著加強。經常如此，就使大腦的功能得到提高，反應力增強，使身體變得靈活、敏捷、矯健。打羽毛球

及網球還能提高視覺分析器的功能。羽毛球和網球的體積比較小，來回的速度很快，這就要求人的視覺有高度準確的判斷力。經常打羽毛球和網球有助於改善視覺對遠近距離判斷的能力，改善兩眼眼肌的協調活動，有利於眼睛疲勞的消除和預防近視眼的發生。

5. 游泳

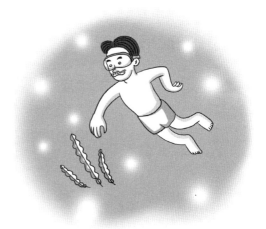

　　游泳是所有運動項目中對身體各部位的鍛鍊最為全面的運動，是各種年齡的健康者較為理想的鍛鍊項目。保持游泳習慣可增強機體對外界的反應能力及抗病能力，使人體肌肉富有彈性，體型健美。游泳時水的拍打、震動對身體是一種很好的按摩作用，水的低溫是一種自然的冷水浴，水的壓力對胸部是很好的鍛鍊。游泳時需全身肌肉、骨骼、關節參與活動，故能增強心、肺、肌肉及骨骼的功能，游泳尤其對增強腰背肌肉群的力量，對預防及治療痛風、腰肌勞損、腰背疼痛、坐骨神經痛等有明顯療效。游泳能增強人體四肢肌力，改善關節功能，改善肺組織彈性，增加膈肌的活動度，從而提高呼吸功能；游泳有明顯改善新陳代謝的作用。游泳還能提高機體對外界刺激的抵禦能力，從而提高

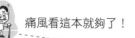
人體的免疫功能。

　　游泳對勻稱地發展肌肉、增強人體耐寒能力有幫助。游泳能鍛鍊內臟特別是心肺的功能，在促進新陳代謝以及培養勇敢頑強的意志等方面都有積極作用。

6. 健身操

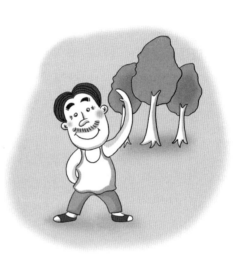

　　有利於痛風患者練習，全套共分八節。

原地踏步：2個八拍

第一節：伸展運動

　　（1）預備姿勢：直立。

　　（2）第一個八拍動作：

　　① 兩臂前舉(掌心相對)。

　　②～③ 左腳向前一步，左腳尖點地，重心隨之前移；左腳向前邁步的同時稍低頭，兩臂(掌心向下)經側向後、下向前繞至側上舉(掌心相對)，抬頭，眼看前上方。

　　④ 兩臂經前還原成直立。

　　⑤～⑧ 同①～④，但換右腳。

　　(3) 該節共4個八拍。

第二節：擴胸運動

　　(1) 預備姿勢：直立。

　　(2) 第一個八拍動作：

① 兩手握拳(拳心向下)，兩臂經前至胸前平屈後振。

② 兩臂經前伸直(拳心相對)至側舉後振。

③ 兩臂經前擊掌，接著左腳向左跨成左弓步，同時兩手握拳成左臂胸前平屈(拳心向後)、右臂側舉(拳心向前)後振，頭右轉，眼看右方。

④ 還原成直立。

⑤～⑧ 同①～④，但方向相反。

(3) 該節共4個八拍。

第三節：踢腿運動

(1) 預備姿勢：直立。

(2) 第一個八拍動作：

① 左腳向前一步(重心移至左腳，右腳尖點地)，同時兩臂經前至上舉(掌心向前)。

② 右腿前踢(90°)，同時兩臂經前下向後擺(掌心向後)。

③ 還原成①。

④ 兩臂經前還原成直立。

⑤～⑧ 同①～④，但方向相反。

(3) 該節共4個八拍。

第四節：體側運動

(1) 預備姿勢：直立。

(2) 第一個八拍動作：

① 左腳向左跨出一步(同肩寬)，同時左臂經側至側上舉(掌心向內)，右手叉腰(虎口向上)。

② 左臂上舉，同時上體向右側屈1次，並立刻還原成①。

③ 左臂上舉，同時左臂伸直(五指併攏，掌心向內)，沿腿向下伸至膝外側，上體再向右側屈1次。

④ 還原成直立。

⑤～⑧ 同①～④，但方向相反。

(3) 該節共4個八拍。

第五節：體轉運動

(1) 預備姿勢：直立。

(2) 第一個八拍動作：

① 左腳向左跨出一步(稍寬於肩)，同時兩臂成側平舉(掌心向下)。

② 上體左轉90°，同時左臂 於體後屈肘，手背貼腰，右臂胸前平屈(手指觸左肩、掌心向下)。

③ 兩臂伸直，經前成左臂胸平屈、右臂側舉(掌心向下)，同時上體右轉180°，眼看右手。

④ 還原成直立。

⑤～⑧ 同①～④，但方向相反。

(3) 該節共4個八拍。

第六節：全身運動

(1) 預備姿勢：直立。

(2) 第一個八拍動作：

① 左腳向前成弓步，

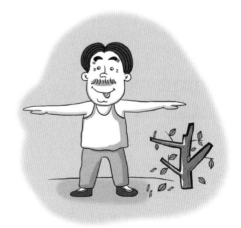

同時兩臂經前至側上舉(掌心相對)，抬頭。

　　② 左腳收回，同時上體前屈，手背於腳前觸地(掌心向後)。

　　③ 全蹲，同時兩手扶膝(兩肘外分)。

　　④ 還原成直立。

　　⑤～⑧ 同①～④，但方向相反。

　　(3) 該節共4個八拍。

第七節：跳躍運動

(1) 預備姿勢：直立。

(2) 第一個八拍動作：

　　① 跳起，左、右分腿落地，同時兩臂握拳胸前平屈(拳心向下)。

　　② 跳起，還原成直立。

　　③ 跳起，左、右分腿落地，同時兩臂經體側至頭上擊掌。

　　④ 跳起，還原成直立。

　　⑤～⑧ 同①～④。

　　(3) 該節共4個八拍。

第八節：整理運動

（1）預備姿勢：直立，兩臂腹前交叉、半握拳(拳心向內)。

（2）第一個八拍動作：

　　① 左腳屈膝抬起(腳

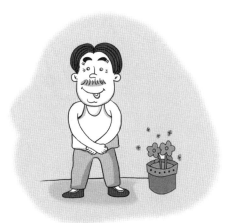

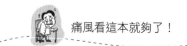

離地15公分)，同時兩臂擺至側舉(拳心向下)。

② 還原成預備姿勢。

③ 動作同①，但換右腿。

④ 動作同②，但兩臂體前交叉時兩手由拳變掌，稍低頭。

⑤ 兩臂經側擺至側上舉(掌心相對)，同時稍抬頭。

⑥ 兩臂經側落下至體前交叉(掌心向後)。

⑦ 同⑤。

⑧ 兩臂經側還原成預備姿勢。

(3) 該節共2個八拍。

7. 關節操

(1) 指關節操：握拳與手指平伸交替運動，握拳時可緊握鉛筆或粗一點的棍棒，手伸時可將兩手用力合掌。

(2) 腕關節操：兩手合掌，反復交替用力向一側屈曲，亦可緊握啞鈴做手腕伸屈運動。

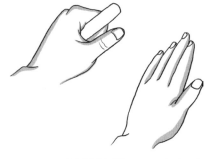

(3) 肘關節操：手掌向上，兩臂向前平舉，迅速握拳及屈曲肘部，努力使拳達肩，再迅速伸掌和伸肘，反復進行多次，然後兩臂向兩側平舉，握拳和屈肘運動如前。

(4) 肩關節操：一臂由前方從頸伸向背部，手指觸背。同時，另一臂從側方(腋下)伸向背部，手指觸背，儘量使雙手手指在背部接觸，每天反復多次。

(5) 踝關節操：坐位，踝關節分別做屈伸及兩側旋轉運動。

(6) 膝關節操：下蹲運動與向前抬腿運動，每回重複活動10～15次，每遍2～3回。

8. 上下樓梯

　　生活在城市中的人們運動量正與日俱減，越來越多的人習慣於借助現代工業的產物如汽車、電梯來生活。但人們在享受安逸的同時，健康也正被一點點地吞噬。現代生活節奏加快，工作繁忙，很多人抱怨沒有時間鍛鍊，殊不知，爬樓梯便是一種最省時的健身運動，也是最佳的爬山替代法。登山是由低而高，上樓也是由低而高；上山有臺階，上樓有樓梯；山路曲折回環，樓梯亦是，說明爬樓梯無異於登山。一個平時很少爬樓梯的人，偶爾登樓，到四、五層就氣喘吁吁。久住高樓而不常乘電梯者，上樓步履輕捷，因為他們每天都在爬樓梯。

　　爬樓梯可以增強腰背和腿部肌肉的力量，特別能增強下肢肌肉韌帶的活動能力，保持關節的靈活性，使雙腿變得強勁有力。上下樓時全身都在活動，肌肉節律性的收縮和放鬆，加速了血液循環，改善了心血管系統的功能。人過中年，心臟冠狀動脈的供血量相對減少，經常上下樓梯，便可增強冠狀動脈的血流量。同時，肌肉活動量增加，消耗的氧氣多了，肺活量也隨之增大，有利於增強呼吸功能。在同樣的時間內，上樓梯消耗的熱量比跑步多23％，是散步的4倍。因此，爬樓梯不論對青年人還是老年痛風者、身體虛弱者，都是一項方便有效的健身運動。

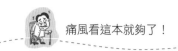

9. 騎自行車

　　騎自行車是一種眼手身腿並用的全身性運動，可以鍛鍊人體神經系統的反應和協調能力，提高神經肌肉系統的平衡功能，也是一種耐力訓練，對下肢各關節是一種極好的鍛鍊。騎自行車有益於提高心肺功能和消化功能，還能促進血液循環和新陳代謝。騎車速度每小時10公里以下為慢速，15公里為中速，20～25公里為快速，30公里以上為高速。中老年痛風患者一般以慢、中速為宜。每次鍛鍊時間30分鐘左右為宜，體力好者可增加鍛鍊時間及距離。騎車中出現心慌、氣悶、頭昏等不適時，要及時下車休息，必要時可去醫院檢查。

10. 跳繩

　　跳繩是一種在環擺的繩索中做各種跳躍動作的遊戲，運動強度比較大，既可以鍛鍊速度和耐力，又可鍛鍊全身的跳躍、平衡、反應、協調等能力，由於運動較劇烈、消耗體能較多，故有降血脂和減肥的作用。緩慢的左右足輪跳可以代替健身慢跑。跳繩又不受時間、氣候和場地條件的限制，所以，對於肥胖的中青年痛風患者說來是一種極好的健身運動。

　　跳繩的娛樂性很強，有單腳跳、雙腳換跳、雙腳並跳、雙腳空中前後與左右分跳等多種方法。跳時，擺繩與踏躍動作要合拍，可一搖一跳，也可一搖兩跳乃至一搖三跳。搖繩的方向可前可後。用長繩可兩人同時搖動、集體輪流跳或同時跳。跳躍時還可按不同情況編排各種動作花樣，也可用節奏與旋律適

宜的歌謠伴唱。除花樣跳繩外，也可按一定距離，邊搖繩邊跑向終點。跳繩時宜前腳掌著地，不要穿皮鞋及硬底鞋，繩的長短粗細也要合適。

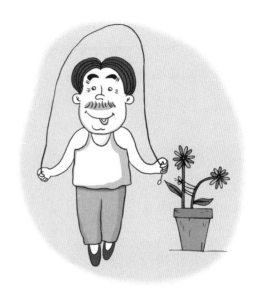

先掌握一般的跳繩法，即雙手握繩的兩端，向前甩繩，雙腳同時跳起，讓繩從腳下經過，可雙腳跳，也可左右腳輪換單跳，每次連跳20次。然後可進行下列花樣跳繩的鍛鍊：① 並腿站立，兩手握繩端位 於體前，兩手向左擺動，上體微左轉，然後兩手向右擺動，上體微右轉，重複20次。② 兩腿分開，兩手握繩端位 於右側，向左右各擺動1次，重心隨之移動，然後兩手經體前擺至左上方繞環，同時右腳向左腳併攏，雙腳跟抬起，抬頭吸氣，還原呼氣；再擺至右上方繞環，同時右腳向右跨一步，左腳跟上，雙腳跟提起，抬頭吸氣，兩側交替做10次。③ 原地向前甩繩並腿跳20次，再向後甩繩並腿跳20次。④ 並腿站立，兩手握繩端位於背後，原地向前甩繩跳4次，然後原地慢跳1次，甩繩2次，重複1遍，再快速甩繩慢跳4次(即甩繩8次，跳4次)。⑤ 並腿站立，兩手握繩端於體側，先原地向前甩繩跳1次，然後兩臂向前交叉甩繩做前交叉跳2次，交替進行，重複

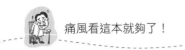

8～10次。⑥ 並腿站立，兩手臂抬起，手握繩端於體側，兩腳交替著地，向前跑跳40～50公尺，再重複1次。⑦ 並腿站立，兩手握繩端垂於體側，先原地向前甩繩並腿跳4次，然後兩臂向前交叉甩繩跳4次，再向後甩繩並腿跳4次，再兩臂交叉向後甩繩跳4次。⑧ 並腿站立，兩手握繩端位於體側，原地向前甩繩並腿跳6次，兩腳輪換著地向前跑跳6次，再原地跳6次，再向前交叉跑跳6次，再重複1次。⑨ 並腿站立，將繩折並，右手握繩端，右手向左向下向右向上環繞甩繩，兩腳快速跳過繩，重複6次；再換左手握繩端跳6次。

跳繩長度以腳踩繩的中間，繩端與肩平齊為宜。過繩時，要求繩不能觸身，並做到甩繩有弧度，跳繩有彈性。鍛鍊時應選擇空氣新鮮，地面平整的場所。各種跳法的次數也可自行增減。凡有跳躍性的動作，做完一節後要休息1分鐘，再做下一節。有嚴重心肺功能不全者不宜練習。跳的速度視各人的體力情況進行調節。

11. 踢毽子

毽子有雞毛毽、皮毛毽、紙條毽、絨線毽等，是由古代蹴鞠發展而來的。踢毽子這項遊戲歷史悠久，在中國南北方均極盛行。踢毽子的基本動作有盤、磕、拐、蹦4種。盤，主要指用兩腳內側交替踢；磕，主要指用膝蓋將毽子彈起；拐，主要指用腳外側反踢；蹦，主要指用腳尖踢。踢毽子的花樣繁多，如旋轉踢、腳尖和膝蓋交替踢、毽穿圓環(即從兩手圍成的圓圈中穿過)、遠吊、近吊、高吊、前踢和後勾，還可用頭、肩、背、

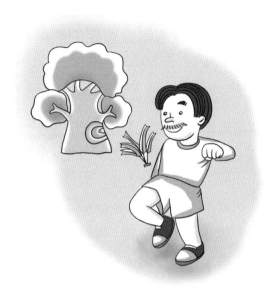

胸、腹代足接毽或毽繞身不墜等。踢毽子是一種良好的全身性運動，有助於培養人的靈敏性和協調性，利於身體全面發展，增進健康。踢毽子簡單易行，不需要任何專門的場地和設備，運動量可大可小，男女老幼都可練習。踢毽子比賽形式多樣，單人賽有比踢數、比花式、比難度等。

12. 跳舞

　　跳舞時，由於其富有節奏性的運動，加速了周身的血液循環，促進了新陳代謝，對全身的肌肉、肌腱和關節都可發揮鍛鍊作用，從而調節骨的代謝，又透過對骨的機械性刺激來增加骨量，能有效防止骨量丟失。跳舞都是將運動揉於音樂，通過音樂調配運動。優美的音樂使人感到心曠神怡，悠然自得，不但精神愉快，體力恢復，食欲增加，還可消除疲勞，治療痛風等許多疾病。科學研究證明，優美健康的音樂，能使大腦皮質出現新興奮點，振奮精神，並可促使體內分泌一些有益於健康的激素，可增強消化道蠕動的規律性。適當跳舞能緩和神經肌肉的緊張，調節內分泌功能。

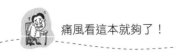

13. 痛風併發偏癱（半身不遂）的患者恢復期的康復鍛鍊

　　痛風併發偏癱患者因活動不便，給鍛鍊帶來一定困難，但決不能因此喪失信心，放棄活動。長期臥床者精神不振，悲觀消沉，不利於病體的康復。鍛鍊時應因人而異。首先，可進行健康肢體的功能鍛鍊，如在床上做肢體的上抬、屈伸、旋轉等活動，以促進血液循環，消耗體內及肌肉中的尿酸。其次，可對患側肢體進行被動活動，如頭、頸、上肢、下肢、腕、踝等關節的運動，一方面可防止廢用性肌萎縮，另一方面可加強患肢血液循環，促使患肢早日康復。患者肢體功能有所恢復時應鼓勵並幫助他們下床活動，從扶持患者運動到患者自己扶杖而走，甚至棄杖而行，可從室內活動逐漸過渡到戶外活動等。活動時應注意活動量不可過大，尤其是臥床時間較長者，體質一般較差，更應注意。被動活動時活動幅度不可過大，以免拉傷或損害關節功能。第三，注重患者的心理狀態，在進行復健時，不要讓患者躺在床上無所事事，而應充分發揮其主觀能動性，從心理上和行動上積極配合。痛風偏癱患者的康復鍛鍊需要醫生、家庭，甚至全社會的幫助，我們應動員各方面力量，使痛風併發偏癱者得到最大限度的康復。

14. 痛風併發下肢血管病變患者的運動

　　痛風患者動脈粥樣硬化，使動脈血管逐漸出現管腔狹窄，加上微血管瘤、微血管基底膜增厚及微循環障礙，當影響到下

肢血管時，因缺氧，患者可出現間歇性跛行，休息痛，甚至潰瘍、壞疽，給體育鍛鍊帶來一定的困難。在鍛鍊時應注意以下情況，選擇既適合病情又易長久持續的運動方式，如步行就是有效的運動方式之一。

　　步行時可以促進下肢及足部血液循環，改善局部症狀，但行走的速度、距離要因人而異，一般以不產生下肢疼痛為原則。可配合做下肢抬高、平伸、下垂運動，方法是：患者平臥床上，抬高下肢45°，維持1～2分鐘，再將肢體下垂2～3分鐘，然後水平放置2分鐘。同時活動足部，伸屈及旋轉，如此反復活動30分鐘，每日進行2～3次。注意防凍、保暖，穿軟底、寬大合適的鞋；避免碰傷，溫水洗腳，防止感染。當下肢靜脈新近發生栓塞、皮膚有感染、壞疽時應禁止運動，以防加重病情。

15.　痛風性肩周炎患者的鍛鍊方法

　　肩周炎是痛風常見的骨關節併發症之一，運動是治療肩周炎的有效方法之一。患者可在早晚做內旋、外旋、外展、環轉上臂等動作，並注意緩慢持久，不可操之過急。還可做以下鍛鍊：

　　(1) 側身爬牆：讓患者側

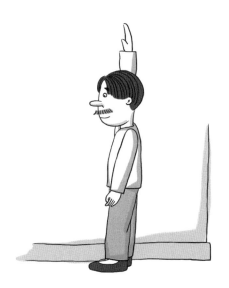

身站立靠近牆壁，上臂逐漸向上移動，做肩外展、上舉動作，每日2～3次，每次5～10分鐘，逐日增加上臂外展度數。

(2) 拉手觸耳：用健肢拉患肢過頭頂後，儘量觸耳，可反復數次。

(3) 上下牽拉：可在上方裝一滑車，其上有一牽繩，患者兩手握牽繩兩端，並用健肢上下牽拉患肢，來幫助肩關節活動。

此外，還可選擇上肢活動較多的體操、舞蹈及五禽戲中的鶴飛翔等動作。越是在肩周疼痛、活動受限的時候，越是要堅持鍛鍊，並持之以恆。

(三) 體育療法的注意事項

(1) 在運動前痛風患者要求教於醫生，瞭解自己的病情：檢查血尿酸、腎功能、血糖、尿糖及尿酮體，瞭解自己的血尿酸水準，檢查心功能、肺功能、心電圖、血壓及眼底等。如果沒有嚴重的心、肺、腎功能障礙或眼底出血等病史，就可以參加體能鍛鍊。然後確定合適的運動方式和運動量及時間，最好選擇簡便易行、本人又感興趣的運動方式。

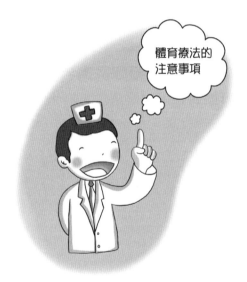

體育療法的注意事項

(2) 注意運動著裝：運動應穿著合適的衣服和鞋子，以防止身體暴晒、中暑或著涼。嚴寒氣候時，穿薄的多層服裝，多層衣服比單層具有較強的保熱性能，而且在運動感到熱時可隨時脫下幾層衣服。炎熱氣候時，可穿些棉織品，它能吸收並蒸發汗水，從而保持正常體溫。空氣濕度比較大時，穿多層衣服為好，穿尼龍製品和皮鞋有較好的防水能力。

(3) 體育鍛鍊的活動量要適當，切不可過度：開始時運動量不宜過大，可逐漸增加活動量。過度的體力消耗會使體內乳酸產生增加，乳酸可抑制腎臟排泄尿酸功能，使血尿酸升高，甚至引起痛風性關節炎的發作。

(4) 體育鍛鍊應持之以恆：切忌三天打魚，兩天晒網，間斷而無規律的體育鍛鍊決不會收到預期的效果。痛風患者要認識到鍛鍊既是保健又是治療，是每日生活中不可缺少的內容，要把它當做一種享受，不要運動幾天感到腰背酸痛，疲乏不適，就停止運動，要有信心、有恒心，鍛鍊身體持之以恆方能生效。實際上只要堅持鍛鍊，過一段時間便會感到健康狀況、精神狀態有了改善，也就會養成每天鍛鍊的習慣了。

(5) 當痛風發作時應停止體育鍛鍊：即使是比較輕微的關節炎發作也應暫時中止鍛鍊，直到完全恢復後再考慮重新開始鍛鍊。有感染發熱特別是高熱時，不宜進行運動鍛鍊。因發熱時人體產熱增加，蛋白質大量分解，心跳加快，同時發熱常是感染性疾病在體內發生和發展的反映，此時若不注意休息，盲目地採用運動方法，往往會使這些不良的反應加劇，從而使病情加重。

(6) 體育鍛鍊的最佳時間是在午睡後的下午至晚飯前：許多人喜歡在清晨四五點鐘起床後立即去鍛鍊，這種選擇是錯誤的。其理由如下：① 清晨起床時人體的肌肉、關節及內臟功能均處於鬆弛低下狀態，對體育鍛鍊尚不能適應，容易造成急、慢性損傷。②

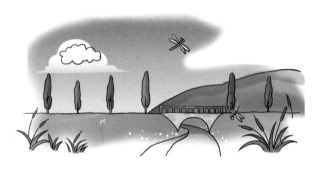

清晨起床時人體血液黏度高，加上鍛鍊時出汗引起水分消耗，血液更為黏稠，容易造成血管梗阻而突發心臟意外或中風。痛風患者多為中老年人，伴發心血管病的機率較高，在清晨鍛鍊更有一定的危險性。下午時間，人體內臟的功能活動及血液循環均已處於穩定狀態，對體育鍛鍊有良好的適應能力與耐受性。③ 許多人認為清晨的空氣最新鮮，其實並非如此。清晨空氣中二氧化碳的含量比下午要高，這是因為夜間沒有陽光，樹葉的光合作用停止，放出較多二氧化碳。此外，由於夜間缺乏太陽能的輻射與紫外線的照射，至清晨太陽尚未出來時空氣中的有害物質及病原微生物密度較高，對人體十分不利。所以清晨鍛鍊，尤其是摸黑起來立即進行體育鍛鍊是不可取的。體育鍛鍊的地點應選擇人少、樹木較多、安靜清潔之處最為合適，如公園、田野、河畔、山邊、湖旁等。最忌在馬路、公路旁或煙塵及雜訊較多的工廠區、鬧市區進行鍛鍊。

(7) 痛風患者的運動禁忌：① 老年痛風患者有下列情況之一，屬體育療法的絕對禁忌證。各種急性感染，肝、腎功能衰竭，心力衰竭，輕度活動即發生心絞痛，新發生的心肌梗塞(4週以內)，心室壁瘤，心律失常（如運動後室性早搏增多，Ⅰ、Ⅱ度房室傳導阻滯，不能控制的房顫、房撲等），最近發作的血管栓塞，由肺心病引起的嚴重通氣障礙，未控制的高血壓以及併發嚴重足壞疽，痛風性腎病及腎功能不全等。未控制的急性發作的痛風，也絕對禁止。② 有下列情況之一者，屬體育療法的相對禁忌證。代償性心瓣膜疾病，運動後加重的心律失常，左束支傳導阻滯，裝有心臟起搏器，有嚴重的靜脈曲張，過去曾有血栓性靜脈炎者，神經肌肉疾病或關節畸形有加重趨勢者，最近有暫時性腦缺血者，極度肥胖者，服用某些藥物如洋地黃製劑及β-受體阻滯劑者。

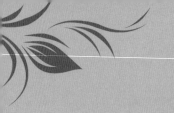

PART 6
按摩療法

 醫生的話

按摩療法是透過手法作用於體表特定的部位,運用各種手法技巧,以調節機體的生理、病理狀況,達到治療效果。

(一) 按摩治療痛風的機理

按摩是指醫生運用雙手在人體表的一定部位,施以不同的手法進行治療的方法。現代醫學證明,按摩療法治療痛風是多方面綜合作用的結果。按摩可提高患者的新陳代謝,降低血尿酸;按摩直接作用於皮膚肌肉,改善肌肉的營養代謝,增加肌肉組織對多餘尿酸的吸收、利用和排泄;可提高迷走神經興奮性,調節腎上腺素的分泌功能;有較好的活血止痛、緩解和治療血管神經併發症的作用;可反射性提高人體免疫功能,達到扶正祛邪的作用。總之,按摩對痛風有較好的防治作用,可作為治療痛風病的一種輔助療法。

(二) 按摩治療痛風的方法

1. 自我按摩

　　自我按摩法是痛風患者自己運用手法在一定部位進行刺激的療法。它不受時間、地點的限制，手法相對簡單，易於掌握，便於實施並有恆心地持續操作。常用方法有：按揉肺俞、胃俞；揉擦腎俞；摩中脘；揉氣海；按揉手三里；拿合谷；拿按內關、外關；按揉足三里；按揉三陰交。以上穴位按順序按摩，每穴按摩20～30次。早、晚各做1遍為宜，每遍30分鐘左右。

2. 醫生按摩

　　醫生按摩法是由醫生根據按摩理論及病情實施手法刺激的方法。它以治療痛風為目的，也可用於痛風患者的保健。如經穴按摩基本操作法為：① 患者仰臥，醫生先按摩患者腹部，時間約5分鐘。② 患者俯臥，醫生以一指禪推法在兩側膀胱經治療，自膈俞到腎俞，往返操作，以局部明顯壓痛點為治療重點，約10分鐘，然後在膀胱經用擦法，以透熱為度。③ 捏揉掌心第四掌骨中紋相交處5分鐘，此為手部各反射區。捏揉時，醫生意念應存想患者腹上區，使患者腹上區有溫熱舒適感。④ 捏揉足底內緣，第一趾骨小頭區域5分鐘，此為足部各反射區。捏揉時，醫生意念也存想患者腹上區，使患者腹上區有酸脹不適

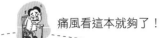

感，但停止治療後會消
退。

3. 足部反射區健康法

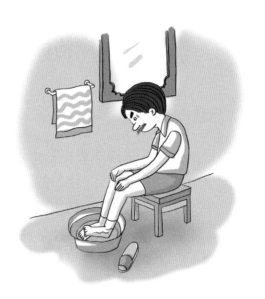

① 先用溫水浸泡雙
足(過踝)10～15分鐘。
② 用中等力道依次按
摩全足62個反射區。③
加強按摩重點反射區。
重手法按摩腎上腺區：
腎、輸尿管、膀胱；垂

體區：大腦、脾、胃、肝；上下肢淋巴腺區及病變關節區。④
治療結束令患者飲溫開水300～500CC，並囑平時多飲水，注意
飲食，少吃富含核酸的食物(如貝、蝦、蟹、肉、動物內臟等)，
每日1次，病癒為止，最多15次。

🌸 (三) 按摩治療痛風的注意事項 🌸

(1) 要注意禁忌證。凡急性傳染病，惡性腫瘤，潰瘍性皮
膚病，燒燙傷，感染性、化膿性和結核性關節炎，嚴重的心臟
病，肝病，精神病，月經期、妊娠期婦女，胃、十二指腸穿
孔，年老體弱的危重症患者，骨折、骨裂和脊椎脫位伴有便秘
者，禁用按摩療法。

(2) 按摩者的手要保持清潔，每天修剪指甲，冬季保持溫

暖，強調必使用滑石粉等介質，防止損傷患者皮膚。

　　(3) 按摩者要全神貫注，精力集中，以取得較好的按摩效果。

　　(4) 飽餐後、酒後、暴怒後及大運動量後，不可立即按摩，宜休息後再進行。

　　(5) 按摩的療程以15次為1個療程，療程期間宜休息幾日，以免連續按摩時間太長而影響治療效果。

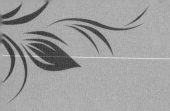
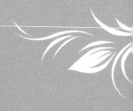

PART 7
針刺療法

 醫生的話

　　針刺療法是傳統醫學中獨具特色的自然療法，它是以毫針為針刺工具，透過對人體腧穴施以一定的操作方法，以起到通行氣血，調整經絡、臟腑功能而治療相關疾病的一種方法。它包括體針、頭針、耳針、眼針、鼻針、腕踝針等，而體針是我國傳統針刺醫術中最主要、最常用的一種療法，它是針刺療法的主體。

（一）針刺治療痛風的機理

　　針刺可以加強人體對糖、脂肪和蛋白質的合成、酵解和被組織利用的功能，進而降低血尿酸；可使血液中尿酸含量降低，抑制血尿酸的合成，降低血尿酸；有調節生長激素分子水準的功能，又有調節中樞神經、對該部分重新控制的作用；針刺可以改善紊亂的自主神經系統功能，調和陰陽；針刺的作用不僅表現在降低血尿酸方面，還可改善血液循環，減輕痛風併發症的發生、發展。總之，針刺不失為治療痛風的一種行之有

效的輔助方法。

(二) 針刺治療痛風的方法

通過刺激穴位治療痛風，並非某一個穴位的單一結果，而是多個穴位綜合治療的結果，臨床應隨機應用。

方法一：

主穴：足三里、三陰交、豐隆。配穴：大都、太白、太沖等。

施術：急性期以提插撚轉瀉法為主，恢復期多取平補平瀉手法治療，每日或隔日針刺1次，每次留針30～60分鐘，並加用電針，10次為1個療程。可以清熱利濕、逐痰化瘀、通絡止痛、調理脾腎，用於治療急性痛風。

方法二：

主穴：足三里、三陰交。

施術：針刺加電針，用連續波，頻率為每分鐘300～400次，留針25分鐘，每日1次，5次為1個療程。

方法三：

主穴：急性期取患側隱白、大敦、太沖、三陰交、太溪、照海、阿是穴。伴發熱加大椎、曲池、合谷穴；頭痛者加風池、太陽穴。

施術：隱白、大敦穴用三棱針點刺放血數滴，兩穴交替使用，每日1次，其餘諸穴用針刺，急性期每日2次，手法用瀉法，7日為1個療程。恢復期每日1次，手法用平補平瀉，10日為

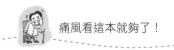

1個療程。

(三) 針刺治療痛風的注意事項

應掌握針刺療法的適應證。肥胖型痛風患者效果好，而消瘦型效果差，不可單用針刺療法。對各種急性重症併發症應慎用或禁用，對伴有關節、皮膚感染者應禁用。

痛風患者體質多偏弱，正氣多不足，極易併發感染，因此針刺部位必須進行嚴格消毒，以防感染。同時，艾灸宜選懸灸法，以防灼傷皮膚引起感染。

如患者在接受針刺前已服降血尿酸藥，針刺時仍應按原量服用，待病情改善以後，再逐漸減量以至停用藥物。

在針刺治療期間，應控制飲食，且配合食療，並每日保持進行體育活動以增強體質，對針刺療效的發揮有促進作用，見效亦快。

PART 8
沐浴療法

 醫生的話

　　沐浴不但可清潔身體，還可促進全身細胞的新陳代謝，提高內分泌腺的機能，亦可消除神經緊張和疲勞。日常洗澡的水溫以40℃為宜，太熱易使皮脂脫落過多，入浴的時間以10分鐘最適合，至於每天入浴的次數，因生活狀態和環境而不同，但每天可以入浴1次。痛風患者應用較多的有蒸氣浴、溫泉浴和沙浴。

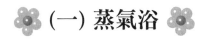 （一）蒸氣浴

　　蒸氣浴又名土耳其浴，它有點類似桑拿浴，但又不盡相同，它是以人工水蒸氣為浴源，在一間具有特殊結構的房屋裡將蒸氣加熱，人在彌漫的蒸氣裡沐浴。

　　蒸氣浴是指單純利用水蒸氣或含有藥物的水蒸氣蒸熏體表，以達到治療作用的方法。蒸氣浴可以調節人體神經、體液、內分泌系統的功能，促進各器官功能正常化。蒸氣浴能消除神經緊張和疲勞，浴後有一種輕鬆感。蒸氣浴可防止動脈硬

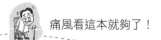
化，對心血管疾病有很好的預防作用。採用蒸氣浴還能促進新陳代謝，具有減肥的作用。

　　由於蒸氣浴出汗多，所以浴前應喝點鹽開水。沐浴溫度可因人而異，一般的溫度在32～40℃之間。沐浴時間每次以不超過12分鐘為宜，年老體弱者及兒童則不宜洗蒸氣浴。

(二) 溫泉浴

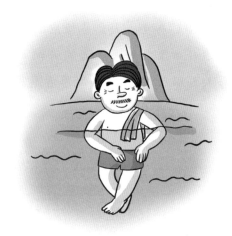

　　溫泉水一向有保健的美譽，溫泉水主要成分有氟、鍶、偏矽酸等微量元素，對皮膚病和神經官能性疾病有一定的療效。長期在溫泉中洗浴，對延緩皮脂衰老，消除皺紋，增加皮膚光澤，增強青春活力有較大的功效。同時，還具有舒筋活血，治療腰腿僵直、強健體魄的效果。

　　溫泉保健有浸泡、噴淋、暢遊、蒸氣4種方式。① 浸泡。可在房間浴缸、室內溫泉泳池內以最舒適的溫度慢慢浸泡，使溫泉中的有益物質滲入身體，有如進行針灸治療，浸泡後獨有身心舒暢之感。② 噴淋。可在房間浴室內使用花灑由頭到腳全身淋澆，噴淋完畢後若不即行擦乾身體，您將能發現身體如有一

層薄膜覆蓋的感覺。③ 暢遊。是在大型室內溫泉泳池中，盡情放鬆，休閒浮游，加上熱力的按摩，您將能感受到普通泳池不可比擬的舒暢。④ 蒸氣。是在桑拿房內，利用溫泉水的高溫蒸氣，有效滲入皮膚，促使毛孔擴張，特有消除疲勞之功效。

溫泉浴中適合痛風患者的有全身溫水浸浴和局部浸浴，具有活血脈、通經絡、鎮靜安眠和發汗解毒之功。全身溫水浴水溫一般在37～38℃，每次浸泡15～20分鐘。不管採用哪種浴療，都應注意溫度、浴療時間以及患者的反應等，以患者自覺舒適和微汗為度。浴療結束後注意保暖，避免受涼。

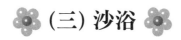 （三）沙浴

沙浴全稱沙浴療法，是以漠沙、河沙、海沙或田野沙作為媒介，在醫生指導下，將身體有病部位埋於沙中，透過沙溫向人體傳熱，以達到治療疾病的目的。

所謂沙浴，其實在中國古代早就有了這種保健療法。唐代著名醫學家孫思邈在他的《千金要方》中對沙浴療法作了詳細的介紹，另外一位著名醫學家陳藏器也在《本草拾遺》中說明沙浴療法的具體步驟。由此可見，沙浴在當時非常普及，已經成為群眾健身防病的生活常識。沙浴流傳到氣候乾旱的少數民族地區，立即受到當地人民的喜愛，維吾爾族人利用當地沙漠的自然條件進行沙浴療法，歷千年而不衰。由於這種方法療效獨特，20世紀70年代以來，有關部門還撥專款陸續在有條件的地方建立了一批「沙療所」。

沙療既經濟又方便，無副作用。對痛風、風濕性關節炎、類風濕關節炎、慢性腰腿痛和血管栓塞性脈管炎等疾病，均具有超過藥物治療和室內理療的功效。沙療的治病醫學原理在於：由於沙療地區氣候乾熱，高溫的沙粒透過壓力向人體組織的深部傳導，加快血流量，促進血液循環，從而擴張末梢血管，調整全身的生理反應，進而啟動與恢復神經功能，改善患病部位的新陳代謝，活躍網狀內皮系統功能，調節機體的整體平衡，以此達到治病的效果。

現代醫學還認為，沙裡含有原磁鐵礦微粒，患者在接受沙療的同時，也接受著一定的磁療。隨著現代醫學研究的發展，人們發現漠沙比海沙的療效還要好，於是人們又像候鳥遷飛一樣，從天青海藍的沙灘奔向驕陽似火的大漠。

沙浴具有日光療法、空氣療法、熱療與局部按摩療法及磁療的綜合作用，透過活血化瘀、除濕通絡、扶助正氣而起康復作用。當痛風患者出現風濕痺阻、筋骨肘肩麻木疼痛、腰痛、皮膚病及脾胃虛弱時，均可應用沙療。但沙療畢竟屬於熱療，凡肝陽上亢、陰虛火旺及心悸怔忡者忌用，以免病情加重。另外沙療時也應注意不良反應，皮膚潰爛者忌用。沙療後應注意皮膚衛生，以免感染。

(四) 痛風患者沐浴時要注意的問題

洗澡不僅能清潔皮膚，疏經活絡，還能讓人感到精神愉快，輕鬆舒適。由於痛風患者機體抵抗能力較差，而且常常合

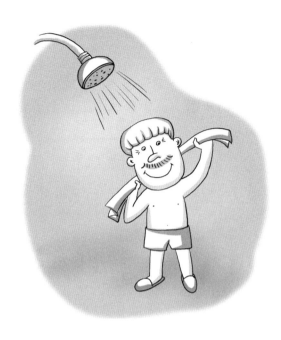

併冠心病、高血壓、糖尿病等，所以洗澡應該注意以下幾點：

（1）控制水溫：痛風患者洗澡時水溫既不宜過高，也不宜過低。當水溫達到45℃時，會使機體交感神經系統過度興奮，身體大量出汗而導致大量失水，從而引起血液濃縮，血尿酸升高，嚴重時甚至會誘發虛脫或腦梗塞；相反，如果水溫過低，特別是驟冷，會強烈刺激交感神經，導致血管收縮，血壓上升，容易發生心肌梗死和腦出血。因此，水溫宜控制在40℃左右，略高於體溫，此時副交感神經興奮，身體不會出汗過多，而且有鎮靜安神的作用。

（2）控制洗澡時間：洗澡時如果浸泡時間過長，外周血管擴張，會減少大腦和內臟的血液供應，出現眩暈、心悸、噁心、嘔吐等現象，重者甚至會虛脫或跌倒在地。所以尤其是老年患者，洗澡時間應在20分鐘左右為宜。

（3）選擇洗澡時機：空腹洗澡可能發生暈厥，飯後立即洗澡則會使大量血液流向體表，胃腸道血液供應減少，從而影響食物的消化和吸收，故空腹、飯後均不宜洗澡。一般選擇晚間入

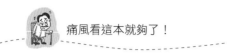

睡前或飯後1小時以後洗澡較好，因為晚間入睡前洗澡，可使肌肉、關節全面鬆弛，有助於入睡。

(4) 洗澡不宜過勤：洗澡過勤過多，會使患者的皮膚更加乾燥，導致或加重皮膚瘙癢。一般來講，除夏季外，中青年患者每週洗澡2次，老年患者每週洗澡1次即可。

(5) 由家人陪同：老年患者洗澡時，最好由家人陪同，以防由於地面太滑而跌倒。如果發生胸悶、眩暈、心悸、噁心、嘔吐等情況，可及時發現、及時救治。

PART 9
心理療法

 醫生的話

　　心理療法運用心理學的原理和方法來治療心理疾病和心身疾病。無論是形式上的個別心理治療、集體心理治療或家庭心理治療，還是內容上的說理療法、教育療法、心理諮詢、暗示療法、休閒療法、放鬆療法、疏導療法、生物回饋療法、脫敏療法、音樂療法、色彩療法、氣味療法等，都是透過語言、表情、姿勢、態度、行為的影響，來改變心理失常人的感覺、認識、情緒、性格、態度和行為，使失調的大腦神經功能得以恢復，從而使患者異常的情緒和行為得到減輕和消除。

(一) 痛風對心理健康的危害

　　痛風是一種慢性全身性疾病，因為目前還沒有徹底根治的方法，所以需要終身治療，控制病情的發展。

　　喜、怒、憂、思、悲、恐、驚是人體感受外界刺激而產生的心理活動的外在情志反應，稱為七情。在正常情況下，七情對人體健康影響不大，一般也不會引起什麼病變，但如果太

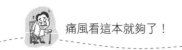

過則成為致病的主要原因之一。中醫學認為「怒傷肝」「憂傷脾」「恐傷腎」，都說明七情太過則易傷五臟而導致疾病的發生。尤其是痛風的發病已從單純的生物醫學模式發展到現在「生物-心理-社會」的醫學模式。研究發現，痛風的發病不僅與病毒感染及遺傳基因障礙等因素有關，還與社會環境及心理因素有很大的關係。過度的憂思、悲憤、恐懼等不良的刺激，可以使體內的某些激素升高，從而誘發和加重痛風病及其併發症，甚至出現某些急性併發症，如急性痛風性關節炎等。

　　有些患者得了痛風後，認為自己得了不治之症，感到恐懼。特別是得知痛風危重急症的危害，如急性關節潰爛會導致截肢，痛風患者容易得關節炎、結石、腎病、心肌梗塞及腦梗塞，因而產生心理焦慮，對痛風產生恐懼，以致精神抑鬱，惶惶不可終日。這種恐懼心理，反而會加重病情。其實痛風患者的這些恐懼感是不必要的，也是可以消除的。首先我們可以透過談心的方式瞭解到患者思想上存在的恐懼感，詢問分析他們產生恐懼的原因，給他們講解痛風的知識，只要多方面綜合治療，完全可以控制病情，避免或延緩急、慢性併發症的發生，也就不會出現結石、截肢及心肌梗塞的結局。同時，精神因素也會加重痛風，只有消除精神恐懼，再配合藥物等療法，才能使患者獲得最大限度的身心康復，以獲得和正常人一樣的生活。

(二) 痛風心理治療的具體方法

1. 痛風患者常用的心理治療方法

(1) 說理開導法：又叫言語開導治療或行為誘導治療，是對痛風患者最基本的也是最常用的心理療法。它是醫生在給患者診療疾病過程中，用言語和行為影響其心理，使其不正常的心理得以調整，以達到治療疾病的目的。

(2) 轉移注意法：是一種把患者的注意力從疾病上轉移到其他方面去，以減輕病情或使疾病轉向痊癒的心理治療方法。

(3) 情志相勝法：又叫以情勝情治療。它是一種運用五行相生相剋的原理，用人為的情志刺激影響患者，使其不正常心理活動恢復正常，以改善疾病的治療方法。

(4) 靜志安神法：又叫定心定志治療。它是一種以強調精神內守為核心的心理療法。

(5) 怡悅開懷法：又叫想像暢懷治療。它是一種透過言語誘導使患者精神振奮、心情暢快，樹立戰勝疾病的信心，以防治疾病的心理療法。

樂觀歡愉的精神狀態對痛風治療非常有益，怎樣才能做到樂觀對待疾病呢？應該做到以下幾點：① 要泰然處之，即既來之，則安之。在患病過程中，凡事要從容以待，冷靜思考，養成理智與冷靜的心態，正確對待各種突然打擊，做到「神安而不懼」。② 要排解逆境。要善於自我解脫，以使心神安定，要

認識到疾病是可以控制好的，要充滿戰勝疾病的希望和信心，不必過於擔心和焦慮。③ 要舒暢情志。即採用各種方法以使患者情志舒暢，如讀書吟詩、彈琴作畫、養花種竹等，都能使患者心情舒暢，還能消除抑鬱。心理學者認為，人的各種情緒的生理基礎是條件反射的形成和改造過程。在適宜的內外環境中，條件反射的建立比較容易，情緒常常是積極樂觀的。

2. 痛風患者心理治療應遵循的原則

痛風患者心理治療應遵循以下三大原則：

(1) 精誠篤實：指醫護人員對患者要有誠摯深厚的感情，對待患者像對待自己家人一樣，設身處地，關懷備至。每一名醫護人員都要「視病如親」，滿腔熱情對待患者，關心同情和體諒患者，要把患者的痛苦視為自己的痛苦。這樣才能取得患者的信賴，使患者樹立戰勝疾病的信心，積極與醫護人員配合，有利於患者恢復健康。

(2) 同等對待：不論患者職位、貧富及職業有何不同，在醫護人員面前，只有病情輕重緩急之分，沒有貧富貴賤之分，都應同等對待，採取一視同仁的態度。

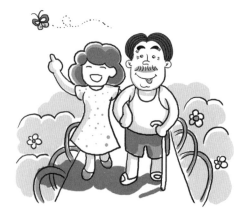

(3) 個體有別：根據個體差異分別對待。患者由於遺傳、環境和所受教育的不同；由於家庭、職

業、性別、年齡和經濟條件的不同；由於知識、經驗、閱歷的不同；由於疾病的性質和患病時間長短的不同，他們的心理狀態大不相同。因此，在心理護理的過程中，對不同個體的患者要採取不同的方法，既要耐心，又要細緻。

3. 痛風患者心理治療的具體做法

主要的方法是談心，就是採取閒談、聊天、話家常及問病情等方式，接近患者，瞭解患者心理活動特點和心理狀態，消除患者的各種消極思想，幫助患者建立良好的心理狀態。為治好疾病做好心理上的準備。具體做法有：

(1) 解釋：就是根據患者存在的思想顧慮，講述有關的醫學知識，幫助他們消除顧慮，拋開心理包袱，增強戰勝疾病的信心。

(2) 開導：就是透過正面說理，讓患者認識到「喜怒不節」的情志失調，是導致疾病的重要原因之一，而「和其喜怒」和「喜怒有度」是養生長壽的根本，引導患者自覺地戒除煩惱，調和情志。

(3) 講解：就是向患者講解醫學知識，講解該病的發生、發展和轉歸，以及如何自我護理及調治。透過講解，讓患者知道如何防治疾病，如何自我調理，配合醫護人員共同提高治療的效果。

(4) 鞏固：即避免重複情志刺激，指在醫護人員診治患者的過程中，應儘量努力做到避免患者再次受到心理、社會的精神刺激，鞏固已有療效，否則於病情不利。

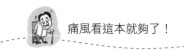

4. 痛風患者要避免情志刺激

情志刺激是誘發和加重痛風病情的重要因素之一，因此要儘量避免。可從以下幾方面著手：

(1) 增強痛風患者的自我控制能力：自控能力的強弱與患者的生理功能是否健全及對痛風病的認識是否正確有關。有理智、自控能力強的人，能精神專一，發揮自己的主觀能動性，不為種種情志刺激所干擾。臨床應根據患者的客觀表現，向其詳細述說病因，分析病情，使其對疾病有正確的認識，以改變其不良的心理狀態，並啟發其自知力，增強其自控能力。

(2) 儘量減少各種情志刺激因素：家庭成員、醫務人員及親朋好友對痛風患者的精神安慰、體貼照顧是非常重要的。這種精神支援不僅避免了社會和家庭對痛風患者的不良情志刺激，而且能使患者保持良好的精神狀態，克服恐懼心理，增強戰勝疾病的信心。

(3) 建立新型的醫患關係：新型的醫患關係要求醫務人員不僅有高超的醫療技術，而且要有同情心，能親切熱情地對待患者，為患者保守秘密，把患者疾苦放在首位，具有為救死扶傷而獻身的精神。親切、耐心、體貼、醫德高尚的醫務人員形象本身，對於病殘者有很大的心理治療作用，給患者以希望及積極的暗示作用，增強患者戰勝疾病的信心。醫生能耐心地聽取患者的種種訴說，在更廣泛的心理、社會方面給患者以幫助，顯得更為重要。

5. 痛風患者要以情勝情

　　在現實生活中每個人都遇到過使精神緊張的事情，它可導致暫時性心率加快、血壓升高及情緒不穩定。如果精神緊張時間很短而且不嚴重，一般說來，對正常人的健康並不構成嚴重的危害。但對痛風患者則不同，由於精神緊張，情緒的劇烈變化會導致體內的激素分泌增加，使血尿酸升高，而血尿酸的升高會對痛風患者構成危害，它可使痛風失控，病情加重。如若使血尿酸恢復到原來水準，需要消除患者的緊張狀態，或重新調整飲食，或增加藥物的劑量，以適應血尿酸的變化。對痛風患者可採取以喜勝悲及以思勝恐等以情勝情療法。

　　(1) 以喜勝悲：即以喜樂的言行和事物對悲憂者進行開導，使其心中歡快，重新振作精神。如講故事、聽相聲及說笑話等皆能達到這種作用，若能配合患者休養層次，效果更佳。對悲憂於內而不顯的患者，可多次以誠摯之情與其交談，使患者吐露隱憂之情，然後再因勢利導，讓患者從苦悶狀態中解脫出來，轉悲為喜。

　　(2) 以思勝恐：即引導患者進行思考，以解脫恐懼之法。例如，痛風患者怕病情加重出現併發症而恐懼，我們就可以給他講解有關痛風病及併發症的知識，引導患者思考並得出結論：原來不是每個痛風患者都患併發症，血尿酸控制良好就完全可以避免，那麼自己應該積極治療，預防併發症的發生。這樣，患者的恐懼心理就消失了，代之以積極、正確的治療思想。透過類似的方法，可使患者產生理智的自控和克制，加快身體的

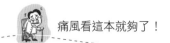
康復。

6. 痛風患者的自我調節

　　自我調節法是心理療法的一種有效方法。當遇到困難與挫折時，要保持寬容、大度、積極自慰的心態，使自己儘快從困境中走出，這樣就能達到心理平衡，心情舒暢，消除疲勞。

　　儘量克服因疼痛和運動受限而出現的焦慮不安、急躁易怒、煩悶失眠等情況，正確對待疾病，保持情緒平和、心情舒暢、精神樂觀，積極配合醫生治療，樹立戰勝疾病的信心。

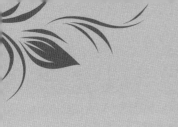

PART 10
娛樂療法

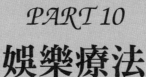
(一) 音樂療法

　　音樂療法是指應用音樂藝術以調節人的心情，達到身心健康的一類療法。聽音樂能陶冶性情，健身治病。不同的樂曲對不同的心境有很大的調節作用。音樂具有調節心神之功能，使機體氣機疏展通暢，調節體內各臟腑氣血平和，使生命活

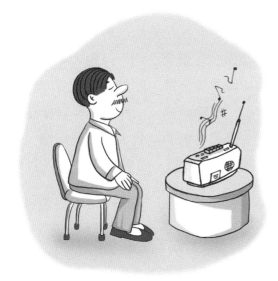

動力強盛，從而維持人體的生命和健康。美妙的音樂，透過聽覺器官傳入人體，發生微妙地和諧地同步共振。與此同時，音樂可提高大腦皮質神經細胞的興奮性，活躍和改善情緒，消除外界因素所造成

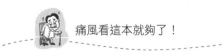

的緊張狀態，透過神經和神經體液調節機制，促進人體分泌出多種有益健康的激素、酶等生理性物質，從而起到調節血液流量，促進血液循環，增強心、腦、肝、腎等功能，增加胃腸蠕動和消化腺體分泌，加強新陳代謝等作用。

音樂療法是隨音樂節奏與旋律的變化，透過心神影響與之相應的臟腑，而發生喜、怒、憂、思、悲、恐、驚的情志波動。節奏鮮明的音樂能振奮精神；節奏舒緩的音樂，有輕快、放鬆之感，可緩和緊張與疲勞。現代研究認為，心理、社會因素是誘發和加重痛風的重要因素之一，而且痛風患者也大多存在著各種情緒異常，如緊張、抑鬱、煩躁等，音樂療法可以利用音樂能引起人的身心變化的藝術「魔力」，充分發揮其怡神養性、以情制情的作用，從而改善痛風患者的情緒障礙，祛除誘因，達到治療目的。

痛風患者常見的心理障礙有憂思過度、心煩不安、緊張恐懼、急躁易怒及悲傷易泣。因此，凡是能緩解患者憂思、心煩、緊張、恐懼、急躁、悲傷的音樂療法均可採用。如音樂安神療法多選緩慢輕悠的旋律與柔綿婉轉、曲調低沉、清幽和諧的樂章和歌曲，以安神寧心，消除緊張及煩躁情緒。音樂開鬱療法多選節奏輕鬆、明快、優美動聽的樂曲，以開暢胸懷，舒解鬱悶。音樂喜樂療法多選旋律悠揚，節奏多變，給人以輕鬆、欣快和喜樂之感的音樂，以消除悲哀、憂思、鬱怒之情緒，是最常用的治療方法。

痛風患者採用音樂療法時應注意以下問題：

(1) 根據患者不同的心理障礙選用不同的音樂療法：如抑鬱

緊張的給予安神、解鬱療法，應儘量避免節奏過快、跌宕起伏的音樂，避免患者情緒波動頻繁，也不宜選音調低沉、哀婉的樂曲，以免加重患者的抑鬱情緒。

(2) 因人而異：根據患者不同的興趣和欣賞能力選擇樂曲，如對於普通百姓，可選用大家熟悉的、通俗的樂曲，如民族樂曲等。而對於欣賞水準較高的人可選用優美動聽的世界名曲，使他們得到高層次的身心享受。同時，可事先對患者講解有關樂曲的欣賞方法，起到引導及誘發作用，達到最佳療效。

(3) 注意時間：一般每日1～2次，每次0.5～1小時，依患者興趣、體力而定，並隨時注意患者的情況及有無不良反應。

(4) 其他：音樂療法只是一種輔助治療，必須在飲食、運動及藥物療法的基礎上進行。

❀ (二) 文娛休閒法 ❀

文娛休閒法是指應用文娛活動方式，透過對患者身心的影響，達到促進康復目的的一類方法。文娛活動是人的精神生活中不可缺少的內容，利用其正常的精神生活，有選擇地安排項目而達到康復治療的目的，是非常有益的療法。這種療法的特點在於把人體身心的康復，放在人的生活過程所需要的活動中，求助於人體自身。尤其是痛風病為一種身心疾病，採用文娛療法既可起心理療法、體育療法的作用，同時又可增加痛風患者的生活情趣，增強戰勝疾病的信心。

凡能使人感到精神愉快、身體輕鬆的文娛活動方式，痛風

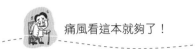
患者均可選擇採用。如舞蹈療法、風箏療法、釣魚療法、彈琴療法、書畫療法、弈棋療法等。也可結合自己的家庭生活情況採用不同的方法，如與孫子、孫女一塊玩耍，接送孩子上下學等，既享受了天倫之樂，又達到了文娛康復的目的。

痛風患者採用文娛康復時應根據各人病情、體質、興趣愛好的不同而選擇不同的娛樂方式。例如，有下肢血管病變或末梢神經炎的患者應避免活動度大的運動，如舞蹈、放風箏等；喜歡戶外活動的可選擇釣魚；喜歡音樂的可選彈琴、舞蹈等。但患者進行這些娛樂活動時應注意適可而止，不能認為自己喜歡就無所顧忌，或強度過大，或時間過長，都會對身體造成不同程度的損害。另外，應保持心態平衡，不計較得失、勝敗，活動的目的在於身心愉快，不要因為一盤棋的勝負或書畫水準的高低而斤斤計較。在活動過程中還要注意有無不良反應，一旦出現高血尿酸或其他不適，要及時採取對症處理措施。此外，對不同的活動方式要採取相應的保護措施，戶外活動時要注意活動時間、天氣情況及身體保暖等。

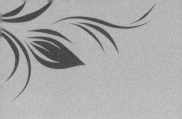

PART 11
起居療法

 醫生的話

　　起居療法又稱起居養生，即透過合理的科學的生活方式來達到促進健康、治療疾病的目的。高尿酸血症和痛風的發病與高血脂症、高血壓病、心腦血管病及糖尿病等有密切關係，而這些疾病的產生均與環境因素、生活習慣有密切關係。由於原發性痛風目前無根治方法，因此加強預防十分重要，應該養成良好的生活起居習慣。

 (一) 起居療法要點

生活有規律

　　(1) 生活有規律：按時作息，注意勞逸調合；避免徹夜伏案工作，通宵達旦地玩牌、看電視或電影等。

　　(2) 調節心情：清心寡欲，情緒要平和，心情要樂觀。

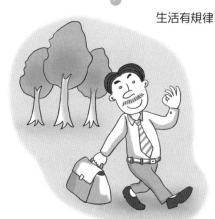

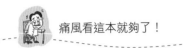

(3) 常年保持有規律的體育鍛鍊：以散步、打網球、健身運動等耗氧量大的有氧運動為佳，但運動量要適當。由於快跑、踢足球、打籃球、登山、滑冰、游泳等劇烈運動時組織耗氧量增加，無氧酵解乳酸產生增多。乳酸可抑制腎臟排泄尿酸功能，使血尿酸升高，誘使痛風急性發作，所以應避免無氧運動。

(4) 對於有痛風家族史及肥胖症、高血脂症、糖尿病、高血壓病、冠心病患者，特別要積極預防痛風發生。

(5) 不宜採用飢餓療法：為了減肥而採用飢餓療法對痛風患者不利，有時可誘發痛風發作。這是因為飢餓時以脂肪作為能源，脂肪分解增加，使血酮體增高影響腎臟尿酸排泄而致高尿酸血症。要避免飢餓療法，減肥以每月1～2公斤為宜。

(6) 注意飲食：每日做到三餐進食，睡前不吃東西，吃飯不要過快，一次就餐時間要適當的延長；在外就餐時為便於計算熱能，最好分餐；避免暴飲暴食。

(7) 戒酒。

(二) 痛風患者起居療法中的幾個問題

痛風患者生活不規律，首先會引起血尿酸波動，並由此引發一系列不良後果。如不控制飲食，嗜食高嘌呤、高蛋白、高脂肪食物，或不按時進餐，延遲進餐時間，血尿酸得不到及時控制，就會導致高尿酸血症，發生痛風性關節炎、痛風性腎病、高血壓、高血脂、糖尿病等併發症，給治療造成不必要的

困難。另外，高尿酸血症易使血液瘀滯，血壓上升，而加重心、腦血管病變，誘發腦中風、心肌梗塞、高血壓，甚至昏迷。血尿酸沉積於內皮下，引起毛細血管基底膜增厚，特別是關節、腎臟、視網膜、心肌、神經等組織，分別為痛風性腎病、痛風性心臟病和痛風性關節炎的病理基礎。此外，還可導致大血管病變，造成心、腦血管疾病。糖類、脂肪、蛋白質代謝紊亂，尤其是血三酸甘油升高，高密度脂蛋白降低，可促使動脈硬化，而以上代謝紊亂常致血液呈高凝、高黏及高滯傾向而易發生血栓，加重各種併發症。

　　生活中不注意運動，或運動量不恒定，運動時間不適宜，同樣會導致血尿酸過高或過低，造成以上後果，不注意鍛鍊，抵抗力較弱會招致感染。缺乏鍛鍊加之多食熱能過剩，可導致肥胖而使健康受到威脅。總之，痛風患者生活不規律，血尿酸波動大可導致各種急、慢性併發症的產生，危害健康。

1. 改善居家環境

　　人的一生大約有一半以上的時間是在住宅中度過的。居住的環境是否科學衛生，直接影響著人體的健康。

　　陽光對人體健康十分重要。民間有句俗語：「陽光不到的地方，是醫生常到的地方。」在一切光照中與人體發育生長最密切相關的是太陽光，因為它除了可見光外，還有紅外線、紫外線。紅外線有著很強的穿透力，在陽光中占$50\%\sim70\%$，對人體的作用主要是熱刺激。當人們的皮膚接受紅外線照射時，一部分透入肌肉為組織所吸收，並放出熱量使組織均勻加熱，

局部血管因受熱刺激，引起反射性擴張，使血液流暢，皮膚溫度升高，從而促進機體的新陳代謝。這樣有利於體內尿酸的代謝和排除，減少尿酸在體內堆積。

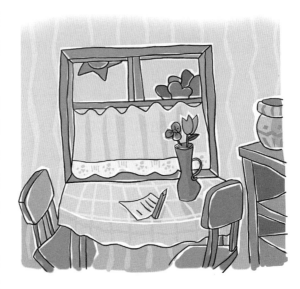

人體在室內感覺最舒適的溫度是15～18℃，如果室內空氣不流通或者相對濕度小於35％，且室內氣溫超過25℃以上時，人體就開始從外界吸收熱量，人就會有熱的感覺。若氣溫超過35℃，這時人體的汗腺開始啟動，透過出汗散發積蓄體溫，心跳加快，血液循環加速，就會感到頭昏腦漲，全身不適和疲勞，有昏昏欲睡的感覺，而且酷熱難熬。

相反，當氣溫低於4℃以下，人會感到寒冷。當室溫在8～18℃時，人體就會向外界散熱，如室內微風流通，室內相對濕度在40％～60％之間，就會感到身體舒適愜意。濕度對人體的影響，在室內舒適溫度範圍內不太明顯。但在氣溫28℃、相對濕度達 90％時，就會有氣溫達34℃的感覺。這是因為濕度大時，空氣中的水氣含量高，蒸發量少，人體排泄的大量汗液難以蒸發，體內的熱量無法暢快地散發，因此人會感到悶熱。

僅僅從相對濕度來講，人體最適宜的空氣相對濕度是40％～50％，因為在這個濕度範圍內空氣中的細菌壽命最短，人體皮膚會感到舒適，呼吸均勻正常。根據氣象專家統計，當相對濕度達30％時，中暑的氣溫是38℃；當相對濕度達80％和氣溫在31℃時，體質較弱的人有時也會中暑；如果冬天遇到低溫高濕天氣，人們就會感到陰濕寒冷。對痛風患者來說，室內最佳溫度是18～20℃，冬天室溫不應低於12℃，夏天不應高於30℃，相對濕度不應大於60％。

　　在室內種植一些花卉，可使滿室春意盎然，還可淨化室內空氣。居室內最宜選植四季常青的花木，如吊蘭、文竹、龜背竹、萬年青、君子蘭、馬蹄蓮、綠蘿、四季海棠等。此外，還可根據各人的不同愛好選用不同的花木，其中有賞花型，如玫瑰、月季、山花杜鵑、大麗花；有賞葉型，如一品紅、文竹；有觀果型，如金橘、佛手、石榴、五色椒；有觀莖型，如觀音竹、仙人掌、湘妃茉莉、含笑、蘭花、白玉蘭等。還可考慮四季有別：一般春天以花為主，配以青綠；盛夏以芳香為主，配以盆景；晚秋以果為主，配以花葉，寒冬以看青為主，配以花果。遇上傳統佳節，點綴水仙或盆栽金橘尤佳。居室擺放花卉，在12～15平方米的室內放置三、五盆為宜，夜間可移至室外過道、走廊等處。此外，濃郁的夜來香等對人的嗅覺有較強的刺激作用，夾竹桃會散發出有毒氣息，均不宜在室內栽種；萬年青應放在孩子不易接觸到的地方，因它的莖葉含有啞棒酶和草酸鈣，觸及皮膚會產生奇癢，誤嘗它，還會引起中毒。

　　現代住宅的封閉日趨嚴密，新鮮空氣的補充應引起重視。

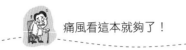
為了確保室內有充足的新鮮空氣，必須及時通風換氣，這樣才能減少室內濁氣中的許多傳染病菌，使室外清新空氣與室內汙濁空氣進行交換，並排除不良氣味。通風換氣應根據房間條件與環境氣溫情況靈活掌握，如夏天門窗要經常打開，冬天則應輪流開窗。由於熱空氣較冷空氣輕，可使進風口位於低處，出風口在高處，使空氣更易流動，不可因天冷怕風而長期關閉窗戶，尤其是人口較多的住宅，更應保持通風換氣，減少病菌。對自然通風不足的居室，宜加用風扇或機械通風。在住宅中最易使人感到氣味不正的是臥室，在氣溫稍高的夜間，如在密閉房間睡覺，則異味更重，因此，要在凌晨打開窗戶，進行通風換氣。實驗證明，自然通風不亞於空調。

2. 安排好日常生活

不良的生活方式及行為已成為危害人類身體健康、誘發某些疾病的重要原因。由於體力活動少及不合理的膳食結構（如肉類、脂肪攝入過多）使人體肥胖。營養過剩是痛風病的誘發因素，而有規律的生活可以使機體代謝保持最佳狀態，是痛風患者控制病情的首要條件。因此，痛風患者首先起居要有規律，根據具體情況安排好作息時間。需要掌握的原則是：

(1) 定時：即定時起床，定時進食，定時運動，定時睡眠。做到三餐時間固定。運動時間固定，一般定在餐後0.5～1小時為宜，此時食物被逐漸吸收，血尿酸已開始升高，運動有利於血尿酸的利用，幫助降低餐後高血尿酸。若進餐後馬上運動會影響食物吸收，若空腹運動會引發低血糖。大多數人習慣晨起空

腹鍛鍊，而痛風患者不宜。定時睡眠、定時起床，可使機體得到充分休息，以保證白天的作息時間得以實施，一般保證每日8小時睡眠足矣。

(2) 定量：首先指飲食要定量，一日三餐的分配原則是1/5、2/5、2/5。若一個人一日的主食是250克，那麼早餐是50克，中、晚餐各100克，以此類推。每日進食量要保持一致，不可隨意加減。其次運動也要定量，要注意運動的規律性、穩定性和持續性。要選擇那些適量的易於長期持續的運動項目。以每次20分鐘或半小時，感覺身上微汗出，心跳每分鐘110～120次而又不感到疲勞為度。要學會依據工作強度的改變調整飲食，如外出旅行及改變工作方式時等。只有做到以上幾個方面，才能保證降尿酸藥物的療效，使血尿酸控制在穩定而正常的水準。

既要定時定量飲食，又要定時定量運動。用痛風患者自己的話說，患了痛風，專治「饞、懶、散」。

(3) 適當飲水：養成多喝水的好習慣。維持每日喝一定量的水，一般每日2000～3000CC為宜，也就是250CC的杯子10大杯左右，使24小時尿量不少於2000CC。有些人會因為工作或是其他的事忙碌常常忘記喝水，直到口渴的時候才抱起水杯大喝一頓，甚至有人認為這樣很痛快。這樣做是不對的，應在平時工作、休息之餘，運動前後均記住飲水。飲水最佳的時間是兩餐之間及晚上和清晨。

不要在飯前半小時內和飽食後立即飲大量的水，這樣會沖淡消化液和胃酸，影響食欲和妨礙消化功能。晚上是指晚餐後45分鐘至睡前這一段時間，清晨則指起床後至早餐前30分

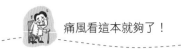
鐘。揮汗如雨的高溫季節，即使大量飲水，尿量還是很難達到2000CC，臨睡前是飲水的好時機，因為運動量少，氣溫低，出汗少，有利於尿液生成，促進尿酸排除。礦泉水、蘇打水、雪碧、可樂等幾乎不含嘌呤，可選用；茶葉中含少量的嘌呤，應限量飲用；咖啡含少量的嘌呤及大量咖啡因，最好不用。

有些人會問，注意飲水是不是說去購買超市裡那些貨架上的礦泉水喝呢?一般飲用水的pH是6.5～8.5，市場上供應的幾種品牌的礦泉水注明pH為7，故痛風患者的飲用水還是選擇普通自來水為好，也可適當選用礦泉水。純淨水是用反滲透法製取的，pH一般為6.0左右，略偏酸性的純水對痛風患者顯然不利。腎功能好的痛風患者可加用小蘇打片，每日3次，每次1克，以鹼化尿液，尿液偏鹼性時尿酸易於排出。尿液pH為6.5～7.0時，尿酸可變為可溶性尿酸鹽，溶解度增加10倍。

(4) 講衛生：除生活有規律以外，痛風患者在生活中還要注意個人衛生。痛風患者長期代謝紊亂，造成抵抗力差，加之高血尿酸環境易受細菌或病毒侵犯而生癤腫、肺炎、肺結核及感冒等。一旦感染則不易痊癒，且易加重病情，甚至誘發併發症。另外，痛風患者多合併末梢神經病變，使皮膚感覺減退，尤其是足部對痛溫覺均不敏感，被燙傷或皮膚破損可因知覺減退而加重足部的傷害，同時合併末梢血管病變時，血供不足，一旦感染，久不癒合。因此，痛風患者必須講究飲食衛生，防止病從口入而預防胃腸炎。經常洗澡、換衣，可防止皮膚感染，但洗澡不宜過勤，每週1～2次即可。因痛風患者多為中老年人，本身皮脂腺分泌減少，皮膚水分不足，洗浴過多會加重

皮膚乾燥，誘發皮膚瘙癢，一旦抓破易合併感染。此外，還應保持體育運動，增強機體抵抗力，預防感冒，經常檢查自己的皮膚有無皮疹，檢查足部有無外傷，修剪指(趾)甲時不要損傷皮膚，穿鞋要寬鬆舒適。這樣才能避免機體遭受不必要的傷害。

(5) 戒菸酒：痛風患者要戒除不良的嗜好，如喝酒、抽菸等。飲酒可減少血尿酸在肝內的合成，長期飲酒可致脂肪肝及肝硬化。痛風本身存在脂質代謝紊亂，血脂較高，飲酒更加重了這種損害。香菸中的尼古丁可興奮交感神經，使心率加快，血壓升高，加重冠狀動脈和下肢小動脈的痙攣以致缺血缺氧，誘發加重心絞痛及下肢血管病變。所以必須戒除菸、酒。

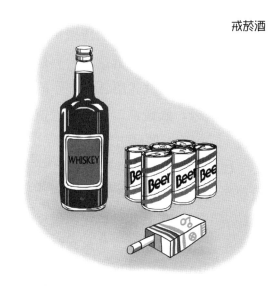

戒菸酒

3. 四季養生保平安

(1) 春季：春暖花開，萬物復蘇，處處充滿生機，許多病毒、細菌等各類微生物也進入了繁殖期，春季易於流行各種傳染病。春季乍暖還寒，一旦超出人們的防禦能力，很容易感染各種疾病。痛風患者由於自身血尿酸較高，一方面病毒、細菌

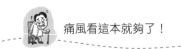

易於在體內繁殖，一方面又因自身的抗病能力降低，加之血管、神經等併發症，更易發生各種疾病。上呼吸道感染易合併支氣管炎、肺炎，肺部易發生結核菌感染；泌尿系統感染易患腎盂腎炎和膀胱炎；皮膚感染多見於皮膚化膿性炎症，如痛風石潰破後感染了化膿菌等。女性易患會陰部真菌感染。其他如牙周炎、肝臟系統感染、痛風足感染、毛黴菌病及惡性外耳道炎，嚴重者可致敗血症。痛風患者易併發感染，而感染又引起嚴重後果，因此我們必須積極預防，積極治療痛風，糾治尿酸代謝紊亂，增強機體抵抗力。另外，不可忽視的是要做好個人和環境衛生，女性尤應注意外陰的清潔。要注意口腔衛生，養成早晚刷牙、飯後漱口的良好習慣，經常開窗通風，不去公共場合，這樣才能做到防患於未然。

(2) 夏季：天氣炎熱，人們出汗較多，皮膚潮濕，加之痛風患者血尿酸較高，均易於各種微生物生長繁殖。夏季人們穿衣較少，皮膚暴露多，易於接觸到各種不潔之物，這樣均有助於皮膚感染，因此夏季易患各種皮膚病，尤其是感染性皮膚病變。若有皮膚損傷更易招致感染。夏季室內空調，一方面使室內空氣不易流通，另一方面寒冷刺激會使體內交感神經處於興奮狀態，腎上腺素分泌增加，促進分解代謝，使血尿酸升高，又使身體產熱不夠，耐寒能力下降。患者本身抵抗力就差，易患感冒，室內空氣又不好，更易引發感冒，尤其開著空調睡覺時更易著涼而加重病情，使血尿酸升高，甚至引發各種嚴重的併發症。故痛風性關節患者夏季應遠離空調。

(3) 秋季：民間有「春捂秋凍」的說法，意在秋涼時不要馬

上增加衣服，以鍛鍊自己的禦寒能力，為適應寒冷的冬季做準備。春天氣候多變，不宜馬上減少衣服以免受寒。這是人們適應自然氣候的通常做法。但痛風患者較具特殊性，應隨時依據天氣變化增減衣服。這是因為長期或間斷高血尿酸使血液滲透壓升高，抑制白細胞的吞噬能力，使機體抵抗力下降。痛風患者尤其有併發症時，機體代謝嚴重紊亂，多種防禦功能缺陷，對入侵微生物的反應包括中和化學毒素、吞噬功能、細胞內殺菌作用、血清調理素和細胞免疫功能均受到抑制，因而極易感染，且感染嚴重。並且痛風患者常併發血管、神經病變，導致微循環障礙，局部血供較差，組織氧濃度降低，影響局部組織對感染的反應，有利於厭氧菌生長，易引起組織壞死和壞疽。另寒冷可引起血管痙攣，使血流緩慢，易誘發心、腦血管疾患。寒冷還可使血尿酸升高，加重痛風病病情。所以說痛風患者不宜秋凍。秋冬季氣候乾燥，要注意補充水分，老年人本身皮膚功能衰退，皮脂腺分泌少，加之高血尿酸，皮膚呈慢性脫水狀態，易患皮膚瘙癢，老年人冬季應注意保護和滋潤皮膚。秋冬季易患咳嗽，誘發支氣管炎，常表現咽喉乾痛，乾咳無痰，可服養陰清肺中藥加以預防，或用噴霧劑噴喉，以防疾病向嚴重方向發展。

(4) 冬季：天氣寒冷，人們室外活動相對減少，為保持身體熱能，人們進食相對增多。正常情況下寒冷可促使體內分解代謝增加，促進肌肉細胞產熱，致使血尿酸升高。以上各種因素均可導致冬季痛風病病情相對加重，因此痛風患者冬季必須注意以下幾點：① 要注意保暖。因痛風患者肌肉攝取葡萄糖

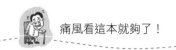

能力下降，身體產熱不夠，耐寒能力下降。另外寒冷刺激本身可使呼吸系統抗病能力減弱，易患感冒甚至肺炎，因此冬季注意保暖非常重要。還應注意的是由於痛風患者易合併末梢神經炎，致感覺異常，發生手、足凍傷而不易被察覺，且足部易於乾裂，利於細菌侵入而發生足部感染，所以痛風患者要經常檢查自己的手、足，發現病變及時治療。② 注意控制飲食，避免飲食不當加重病情。在保暖的前提下應逐漸增加室外活動，一方面增加周圍組織對糖的利用，一方面提高耐寒能力，增強體質，還應注意經常開窗通風，保持室內空氣新鮮。③ 要注意監測血尿酸、尿尿酸，以隨時調整藥物劑量，使血尿酸保持相對穩定，避免各種急、慢性併發症的發生、發展。尤其冬季各種心腦血管疾病相應增加，痛風患者更應注意。對已併發有心肌供血不足及高血壓的患者，除控制好血尿酸外尚應服用改善心腦血管病變的有關藥物。④ 冬季空氣比較乾燥，人們出汗亦相應減少，皮膚比較乾燥，冬季洗浴要相對減少，洗浴時不要用高鹼性的清潔物品，以免誘發皮膚瘙癢，浴後最好塗些潤膚霜。總之冬季痛風患者更要注意調整自己的生活起居，注意監測自我症狀及血、尿尿酸情況。遇到著涼感冒要及時治療，以免引發其他嚴重併發症。做到以上這些，就可以安然度過冬季了。

4. 外出旅遊防病發

外出旅行，日常生活規律勢必被打亂，不當的飲食及活動量會使血尿酸波動，使病情加重或引起急性併發症。所以在旅

行中應注意：

(1) 充分做好準備：首先確定自己的血尿酸已控制在較滿意水準，無急性併發症，可耐受一定量的運動強度，方可外出旅行。出發前對於旅行路線、乘車時間及攜帶物品都要充分做好準備。帶上足夠的藥品，並妥善保管。要選擇舒適合腳的鞋子，以免足部受傷。遇任何事情都應從容不迫，保持平和心態，焦急和情緒波動同樣會影響血尿酸。

(2) 生活要有規律：旅遊的日程安排儘量按平時的作息規律，按時起床、睡眠，定時、定量進餐，不要為趕時間而放棄一餐，也不要暴飲暴食，但要保證有足夠的飲水量。

(3) 注意勞逸調合：安排各種活動需恰當而有節制，運動量較大的活動如爬山、觀光等，宜安排在飯後半小時，不可清晨空腹或臨睡前大量活動，以免發生低血糖。要保證充足睡眠，以免過度疲勞，抵抗力下降。

(4) 對症處置：旅途中由於緊張勞累，機體的調節功能及免疫力都有所下降，應備好常用藥品，若遇有感冒、腹瀉等，可以應付急需。若痛風病情加重，甚至導致痛風性關節炎，要及時到當地醫院診治，不可掉以輕心。

外出旅途中容易打亂生活規律，常會飲食過量，睡眠不足和運動不足，過度疲勞，過於忙碌忘記服藥。為此，在旅途中應儘量保持與日常相同的生活規律。正在服用控制尿酸藥物的患者，要考慮到情況的變化多帶一些藥。另外，在旅途中，有可能會患上痛風以外的疾病而必須服用相關藥物，應該對醫生講清楚自己正在服用什麼藥，因此必須記住所服藥物的一般名稱。

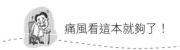

5. 不要成為「工作狂」

　　有規律的生活，可以使機體代謝保持最佳狀態，是痛風患者控制病情的首要條件。因此，痛風患者首先起居要有規律，根據具體情況安排好作息時間。

　　定時規律生活就是要做到「四個定時」，即定時起床，定時進食，定時運動，定時睡眠。

　　想一想：下列幾個最佳時間你做到了嗎？① 上床最佳時間。上床睡眠的最佳時間是21～22點。② 起床最佳時間。早晨5～6點。③ 用腦最佳時間。上午8點大腦具有嚴謹周密的思考能力，10點精力充

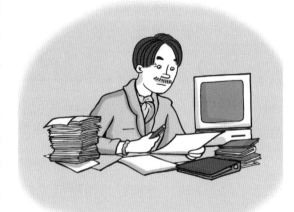

不要成為工作狂

沛，下午2點反應最敏捷，晚上8點記憶力最強。④ 飲水的最佳時間。早起後喝一杯開水，有「洗滌」腸胃作用；餐前1小時飲一杯水，有助於消化液分泌。⑤ 鍛鍊身體的最佳時間。冬春季節鍛鍊時間應該避免早上6～7點；夏秋季節，早晨5～6點鍛鍊。⑥ 美容的最佳時間。晚上臨睡前使用化妝品美容護膚效果最佳。⑦ 飲茶的最佳時間。餐後1小時為飲茶的最佳時間。⑧

吃水果的最佳時間。飯前1小時吃水果最為有益，有利於保護人體免疫系統。⑨ 刷牙的最佳時間。每次進食後3分鐘內刷牙最佳。

痛風患者中有很大一部分是壓力大，工作忙，起居不規律，出門乘車，體力活動越來越少，又沒有時間進行體育鍛鍊，每天只能睡三、四個鐘頭。這類人通常因工作繁忙而不注意休息和飲食，給痛風的發作埋下了隱患。而痛風的治療很大一部分是需要靠患者自己來完成的，「三分治七分養」對痛風患者來說是有道理的。故痛風患者應注意勞逸調合，學會自我放鬆，自我調節，以良好的心態和體質與病魔作鬥爭。勞累了一天下班回家可適當做些家務，忘掉工作的煩惱和壓力；晚飯後去公園散散步或者參加一些舞會，這樣不僅可以強身健體，還有助於消除壓力，促進身心健康。

痛風患者有許多是坐辦公室的，長時間書寫或使用電腦，身體固定在同一個姿勢會導致肌肉緊張、勞累和疼痛，可在工作間隙伸展筋骨，舒緩肌腱疲勞，也可轉換坐的姿勢，伸個懶腰，花10秒鐘時間感受一下舒適和放鬆的感覺。或者離開座位走動一會兒，到光線好、空氣清新的地方透透氣。因工作需要久坐的人，工作中每隔2小時應進行一次約10分鐘的活動，或自由走動，或做做保健操。

由於痛風患者能量代謝水準處於不正常狀態，血尿酸忽高忽低，易發生身體不適。此時患者會出現突然的頭暈乏力甚或意識不清、昏迷等，故某些工作不宜痛風患者承擔，如汽車司機、車工、與機械打交道的工種及煉鋼工人等。凡是在其意

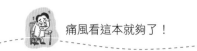

識突然不清時會遇到危險的工作，痛風患者均不宜承擔。以汽車司機為例，過度的緊張，不規律的生活，使一日三餐很難定時定量，工作強度很難穩定在一定水準，這就會給治療帶來困難。當藥量過大而飲食不能正常或工作強度過大時，會產生高血尿酸。若藥量不足飲食量過大，而又需維持一定的工作　強度，此時血尿酸不能轉化成能量，體內脂肪消耗過多，而產生痛風併發症。長期的緊張或精神高度集中，會增加體內兒茶酚胺、生長激素、皮質醇等激素的分泌，使血尿酸升高。長期高血尿酸會導致各種急、慢性併發症，故痛風患者不宜做長期緊張的、工作　強度過大的、易發生危險的工作。

6. 預防關節畸形

下肢活動障礙的痛風患者極易形成足下垂。預防的方法是給予足部支持，如使用足板托、枕頭等物，使足與腿成直角，保持背屈位。冬季保暖時，應注意到棉被對足部的壓迫，可使用支架或乾淨硬紙盒支撐被子，避免壓迫足背。

膝關節下放墊子，可防止膝腫脹和關節過度伸展(膝反張)。時間不宜過長，每次2～3小時，然後去墊平臥約半小時，如此反覆交替，可預防膝關節屈曲攣縮。

平臥時在肩關節下放個墊子，可以防止肩關節脫位；同樣在腿、臀外側放墊子或毛巾卷，可以防止髖關節外展、外旋；床墊不宜太軟，否則臀部凹陷過深，易使臀部長期處於屈曲位而發生屈髖畸形。

小叮嚀

　　中老年男性、腦力工作者、貪酒嗜肉的肥胖者，尤其是有痛風家族史的人，都應警惕發生痛風的可能性，應定期到醫院檢查血清尿酸。

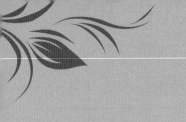

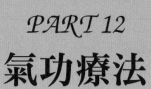

PART 12
氣功療法

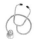 **醫生的話**

　　中國氣功歷史悠久，源遠流長，內容十分豐富。幾千年來，各家練功人士，結合各自的目的，在實踐過程中，總結形成了數千種功種、功法，形成了各具特點的氣功流派。因此，氣功療法實際上包括一大類功法。總的來說，氣功可分為靜功、動功兩類，而無論靜功還是動功，都以調身、調息、調心為基本要素。

 (一) 氣功鍛鍊的基本方法

　　氣功是一種傳統、獨特和有效的健身運動，也是中醫學防病、治病的重要方法，它是透過呼吸、意念及形體運動等自我調節心身活動，達到防病治病的鍛鍊方法。氣功療法治療痛風病在我國已有一千多年歷史。氣功對痛風病有良好的治療作用。它具有疏通經絡、宣導津液、導氣和血、益氣生津、平衡陰陽、雙向調節、扶助正氣及祛邪療疾的作用。氣功可使人精神內守、情緒穩定，不僅增強體質、改善症狀，而且還可調整

代謝、降低血尿酸。氣功不要求短期內做劇烈運動，心率增加不明顯，耗氧量無明顯增加，集養生、保健、醫療於一體。痛風是慢性全身性疾病，以老年人居多，臨床可採用氣功作為一種輔助治療。各種功法的主要區別在於它們對這三個要素強調的側重程度不同，具體措施有異。因此，調息、調身、調心是氣功療法的核心內容和基本方法，掌握了這三個要素，練習任何功法都有堅實的基礎。

1. 調身

調身是指身形的調整鍛鍊，包括一定的姿勢和動作，總以放鬆、舒適為原則。調身是練功的關鍵，是調心、調息的基礎。

練功姿勢是練功的第一關，只有姿勢正確，舒適自然，才易於調整呼吸，集中與應用意念。練功姿勢本身亦有一定的養生保健和預防治療作用。練功的基本姿勢有坐、臥、站、走四類，前三類較為常用。其中坐式包括平坐式、靠坐式和盤坐式，盤坐式又有自然盤坐、單盤坐、雙盤坐之分；臥式包括仰臥式、側臥式、三接式和半臥式；站式包括三圓式、下按式、騎馬式；走式包括太極步、禹步、呼吸行步等。

練功姿勢，要求在一定時間內保持穩定的姿態，既要求一定的規格，又要求全身鬆靜自然。不可太勉強，否則會引起肌肉緊張，不利於鬆靜自然；而在逐漸適應的過程中，應提高要求，堅持暇煉。只有這樣，才能掌握姿勢要領，適應姿勢感覺，提高鍛鍊效果。

　　姿勢的選擇和運用，應結合病情、體質、氣候等因素綜合考慮。一般功法都有練功姿勢的具體要求，患者應注意掌握。但兩手握固、舌抵上齶和兩眼微露一線光通常是練功姿勢或動作的普遍要求。握固，即把大拇指置於四指之內，並把握牢固。古人認為，握固能固精明目，祛除外邪百毒。舌抵上齶，指以舌尖輕輕抵著上齶處，其作用為生津液，助安靜，排除雜念，連接任督，運行內氣。兩眼微露一線光，既可避免陰陽的偏盛，又能避免雜念與昏沉。但初練者往往不容易做到，一般輕閉雙眼即可，不必強求一線之光。

　　正確的姿勢與氣功的治病強身作用密切相關，各種姿勢的共同要求是重心穩定，全身鬆靜自然，防止強直和松垮。

2. 調息

　　調息是指通過調整呼吸來調動人體之內氣，使之逐步聚集、儲存於某一部位，並循經絡運行，以調暢氣血。調息的方式主要有自然呼吸法、深呼吸法、腹式呼吸法、吸呼法、口吸鼻呼法、胎息呼吸法、冬眠呼吸法等。靜功中，一般在意守的基礎上進行調息，而動功中，多隨著肢體的運行進行調息，起、收、開、伸時，配以吸氣，出、合、屈、落時，配以呼氣。

　　調息是氣功鍛鍊的重要環節之一。透過呼吸吐納，可以呼出體內之濁氣，吸入天地之清氣，結合其陰陽開闔、補虛瀉實等功效，可以平衡內臟，促進健康；而在意念引導下的氣的升降出入，則可疏通經絡，調暢氣血，終可使五臟安和，病邪不

入。

因吸氣為補，呼氣為瀉，所以進行氣功療法要根據不同的病情和體質，選用不同的呼吸方法。凡實證，以呼為主，呼長吸短；凡虛證，以吸為主，吸長呼短；虛實不明顯，可平呼平吸。

練習調息應掌握循序漸進的原則。初練時宜從自然呼吸開始，力求做到輕鬆自然；當調息達到一定水準時，則應練養相兼，即練一段時間的有意識呼吸，然後恢復自然呼吸，進行靜養，最終做到呼吸深長勻細，進入高度虛靜為理想境界。

調息時尚應注意情緒與呼吸的關係，力求做到心平氣和，力成心氣浮躁，在情緒安寧、形體放鬆的前提下進行調息。反之，在心緒煩躁，無法鎮靜時，不要過分強求某些呼吸形態，而應首先設法平心靜氣。否則，不僅達不到調息要求，而且會引起呼吸粗亂，甚至練功出現偏差。

許多功法要求氣沉丹田部位，並不是指把吸入的空氣送到下腹部丹田部位，而是指用意識引導呼吸，隨著深長的吸氣，意想著氣流徐徐送到腹部臍下。有時氣沉丹田僅指練功時意識重心放在下丹田處。這樣的意守有助於呼吸的深長勻細，心境的虛空寧靜，達到治病強身的最佳效果。

3. 調心

調心是指在練功中，要求自己的思想、情緒和意識活動逐漸停止下來，排除雜念，安定心神，進入一種虛無寧靜、輕鬆愉快的境界。調心是氣功療法的核心。它可以使周身放鬆，

氣血調和，經絡疏通，元氣充沛，從而激發潛能，調理臟腑，達到強身治病的目的，調心的主要方法包括放鬆法、默念法、數息法、意守法、貫氣法和良性意念法等。其中意念法、貫氣法和良性意念法最為常用。意念法是指把思想集中到某一事物上，以一念代萬念，從而排除雜念，達到入靜、舒適的境界。意守時，可以守體內某一特定的部位或穴位，如意守丹田、意守命門、意守百會等，也可以意守體外的某一景物，如美麗的花園、遼闊的草原等對身心健康有益的景色。貫氣法是指運用意念引導體內之氣在經脈中周流，並吸入大自然之精氣，攻逐病毒邪氣。良性意念法是指在練功時，思想意念著美好的景物、愉快的體驗或滿意的東西，以排除惡念、雜念使人精神愉快，心情舒暢，情緒樂觀，促進心身健康。

　　調心應注意用意適度。一方面，在練功過程中，若有雜念出現，影響放鬆入靜時，應有意地採取意守、默念、數息等法，以便入靜；另一方面，用意要自然，不可過度，以便達到若有若無，似意非意，恬淡虛無的境界。用意過沉，易憋氣、傷氣，甚至走火入魔，出現偏差。

　　調心還應當因病而異。病證在上者，用意應向下，病勢向下者，意念應向上，病實者用意以瀉，病虛者用意以補；病情屬寒，用意宜溫，病情屬熱，用意宜清。

小叮嚀

　　調身、調息、調心三者相互影響，有機配合，構成了氣功的三要素。調身是基礎，正確的姿勢是調息和調心的必要條件；調心是主導，是姿勢調整和呼吸鍛鍊的目標，也是氣功鍛鍊的核心，故調息與調心密不可分。

（二）治療痛風的常用氣功療法

1. 太極功

　　太極氣功根據太極拳某些功法和氣功調息相配合編創而成，其特點是動作簡單，容易掌握，療效較佳。操作上比太極拳容易簡便，比通常的氣功靈便，因而更適合於練太極拳有困難的神經衰弱患者鍛鍊。長期持恆練功可以使人精力充沛，睡眠安適，食欲旺盛。

　　(1) 起勢調息：自然站立，兩腳分開與肩同寬，兩目平視，兩手自然下垂於體側。微頓，兩臂慢慢向前平舉，手心向下，稍高於肩，同時吸氣。兩腿屈膝下蹲，兩手輕輕下按直到平肚臍，同時呼氣。開闊胸懷將兩手逐漸上提至胸前，兩腿直立，翻掌手心相對，平行向兩側拉成擴胸動作，同時吸氣。再將兩側的手向中間靠近至胸前，轉手心為向下，同時屈膝呼氣。

　　(2) 揮舞彩虹：兩手平行上提至胸前，膝關節逐漸伸直，兩手上升直頭頂，兩臂伸直，手心朝前，同時吸氣。身體重心

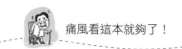

向右腳移動，右腿微屈，左腿伸直，以腳尖著地，左手從頭頂向左側伸直，手心向上，右手肘關節彎屈成半圓形，右手心向下，成右體側動作，同時呼氣。接著，重心向左腳移動，重複以上動作，成左體側，同時吸氣。

(3) 掄臂分雲：重心移至兩腿之間，兩腿屈膝成馬步，兩臂向下，右手與左手交叉，右手在上，置於小腹前。交叉的雙手隨著膝關節伸直，翻掌手心向上，繼續交叉上升直到頭頂，同時吸氣。接著，兩手分開向兩側弧形下落，交叉於小腹前。同時呼氣。

(4) 定步倒卷肱：站好馬步，將小腹前交叉雙手翻掌，手心向上，左手往前上方伸，同時，右手經腹前由下向後上方畫弧平舉，上體隨之右轉，眼看右手，同時吸氣。然後，提右臂屈肘，手心向前，經耳側向前推出，同時呼氣。而前伸的左手平行往胸前收，剛好與右手的小魚際相擦而過。左手繼續向後上方畫弧平舉，上體隨之左轉，眼看左手，同時吸氣。然後，提左臂屈肘，手心向前，餘動作同上，僅左右交換。

(5) 湖心划船：當左手推掌與胸前右手相擦之際，轉兩手心朝上，經體前由下向上畫弧。兩臂向上伸直平舉，手心向前，腿伸直同時吸氣。兩手隨著彎腰動作向後下方畫弧，同時呼氣。當兩手在後下方盡處時，伸腰提臂，兩手繼續向外側畫弧伸直平舉頭頂，手心向前，同時吸氣。

(6) 肩前托球：當彎腰和兩手向後下方畫弧到盡處時，伸腰，左手不動，右手翻掌向左上方，平左肩高時做托球動作，重心放在左腳上，右腳虛步，同時呼吸。接著，右手返回右下

方。重心移至右腳，餘式同上，僅左右交換。

(7) 轉體望月：兩腳自然站立，兩手置於體側，兩手伸直同時向左後上方揮手，上體隨之向左側轉動，頭轉眼望左後上方，同時吸氣。然後恢復自然站立的姿勢，同時呼氣，餘動作同上，方向相反。

(8) 轉腰推掌：站馬步，兩手握拳，拳心向上，分別放在腰部兩側，左手肘關節後拉，上體向左轉動，右手變拳為掌，手心向前，用力推出，同時吸氣。然後恢復原來姿勢，同時呼氣。接著，體向右轉，餘動作同上，方向相反。

(9) 馬步雲手：左手推掌後，翻掌，肘微屈，左手心向後與眼高，右拳變掌向前置於腹前，手心斜向左與臍高，隨著腰部向左轉的同時，兩手平行向左移，同時呼氣。向左轉到盡處時，右手往上，餘動作同上，左右手交換。

(10) 撈海觀天：左腿向前跨半步成弓箭步，上體前傾，兩手在左膝交叉，同時吸氣，交叉的手隨著上體後仰而上提。過頭頂而兩手向兩側伸展，做觀天動作，手心相對，同時呼氣。隨著上體前傾，兩手又下按到膝前交叉，重複前動作。

(11) 推波助浪：將上舉的兩手屈肘，置胸前，手心向外，身體重心往右腳移，左腳跟著地，腳趾抬起，同時吸氣。然後，重心移到左腳上，上體前移，左腳全部著地，右腳虛步，兩掌向前推出，齊眼高，同時呼氣。

(12) 飛鴿展翅：將前推的兩臂變成伸直平行，翻拳掌心相對，重心移至右腳，左前腳掌抬起，同時吸氣。然後，兩臂平行往兩側拉到盡處，重心移到左腳，右腳跟抬起，同時呼氣。

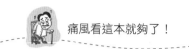

(13) 伸臂沖拳：由弓步變馬步，兩手握拳放在腰部兩側，拳心向上，右手先出拳吸氣，收回原處呼氣，餘動作同上，左右交換。

(14) 大雁飛翔：自然站立，兩臂平舉，兩腿下蹲，兩臂下按，像大雁飛翔樣子，同時呼氣，身體直立，兩臂上提，同時吸氣。

(15) 環轉飛輪：自然站立，兩手置小腹前，兩臂伸直，向左上方隨腰轉做環轉動作，雙手向左側舉到頭頂時，同時吸氣。手從頭頂向右下時呼氣，接著，動作同上，方向相反。

(16) 踏步拍球：提左腿，右手在右側做拍球動作，同時吸氣，提右腿，左手動作如上，同時呼氣。

(17) 按掌平氣：自然直立，手心向上，手指相對，從腹前上提到眼前，同時吸氣，翻掌手心向下，手指相對，從眼前下按到小腹前，同時呼氣。

專家提醒

① 每式重複10次；② 練太極氣功時，呼吸與動作要協調，做功時要手到眼到，如馬步雲手，眼神要始終隨著手移動；③ 動作要柔和緩慢。

2. 氣功點穴按摩法

氣功點穴按摩法是一種將氣功與按摩相結合的治療方法。用於痛風病效果好。本療法分起式、正功、收式三個步驟推

行：

(1) 起式：鬆靜站立，三噓息，中丹田三開合。

(2) 正功：按順序按摩承漿穴、中脘穴、關元穴、期門穴、腎俞穴。

(3) 收式：中丹田三開合、三噓息。以上三個步驟為一遍，可連做三遍。最後收功加做浴面(乾洗臉)動作。

每日早、晚各練1次，每次1小時左右。

3. 鬆靜功

鬆靜功的目的是達到身心放鬆和入靜的境界。

(1) 姿勢：鍛鍊時，身體姿勢可採取坐式、站式或臥式。通常以坐式為主。舒適地坐在椅子上，頭部伸直向前，雙眼微閉，肢體放鬆，兩手輕置在兩腹側。

(2) 呼吸：先採用自然呼吸，逐步地轉入腹部均勻呼吸。

(3) 意守：視症狀不同而決定其內容和部位。

開始練功時，如症狀為焦慮緊張，首先要消除緊張，則以放鬆作為調心、調身的內容。默念「放鬆」或「鬆」一詞來消除精神上的緊張，在默念「鬆」時同時想像身體各部位肌肉關節的放鬆。只有儘量消除精神上的緊張才能做到肌肉關節的放鬆，而肌肉關節的放鬆可進一步解除精神上的緊張，兩者相互促進。因此用默念「鬆」的方法，首先引導頭部各肌肉的放鬆，面部各部位肌肉的放鬆，如此順序向下，再至頸部、左右上臂、前臂、手指，再至胸部，前胸、後胸、腹部，腰部。練坐功時放鬆到臀部，練站功時要放鬆到兩足。經過一段放鬆功

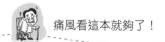
的鍛鍊，各部位肌肉關節隨意念所指而能輕易地鬆弛後，即可進行呼吸鍛鍊。開始時可隨自然呼吸默念「呼」和「呼」詞，然後逐步地默念「吸」詞同時吸氣，將氣吸至小腹臍下丹田處，停留數秒，再默念「呼」詞，將氣緩慢地呼出，如此以意領氣周而復始，使之變成均勻、緩慢而深沉的呼吸，也可將氣按經絡路線向全身運行。開始練功時如不易作到放鬆，也可用答錄機播放放鬆訓練程序的錄音來促進全身各部位肌肉的放鬆和呼吸的調整。

 專家提醒

開始練功時入靜比較困難，不能急於求成。從默念放鬆或默念呼吸開始，都可以促進入靜，當練功時不再出現精神上的緊張，四肢處於鬆弛狀態，則可以默念轉到意守，再從意守進入萬念屏除忘我的境界，達到高度的入靜。每次練功完畢，必須按順序將意念、呼吸和姿勢逐漸恢復到原來的自然狀態，然後起立，散步片刻，再進行日常的規定活動。練功時間一般在早上、晚上環境安靜時為宜。如狀況許可白天也可加練1次，每日3～4次，每次約30分鐘左右。每日練功次數和練功時間可按情況增加減少，靈活掌握，但必須持之以恆。

國家圖書館出版品預行編目資料

痛風看這本就夠了！/ 謝英彪醫師作. －－初
版. －－ 新北市：華志文化, 2017.03
面； 公分. －－（醫學健康館：8）
ISBN 978-986-5636-77-7（平裝）

1.痛風 2.中西醫整合

415.595   106001219

書名／痛風看這本就夠了！
系列／醫學健康館 8
Ｈ華志文化事業有限公司

作　者　謝英彪醫師
執行編輯　簡煜哲
美術編輯　楊雅婷
封面設計　王志強
文字校對　陳欣欣
版面執行　張淑貞
總　編　輯　黃志中
社　長　楊凱翔
出版者　華志文化事業有限公司
電子信箱　huachihbook@yahoo.com.tw
地　址　116 台北市文山區興隆路四段九十六巷三弄六號四樓
電　話　02-22341779
印製排版　辰皓國際出版製作有限公司

總經銷商　旭昇圖書有限公司
地　址　235 新北市中和區中山路二段三五二號二樓
電　話　02-22451480
傳　真　02-22451479
郵政劃撥　戶名：旭昇圖書有限公司（帳號：12935041）

出版日期　西元二○一七年四月初版第一刷
書　號　C208

版權所有　禁止翻印　Printed In Taiwan
本書由江蘇科技出版社獨家授權台灣繁體版

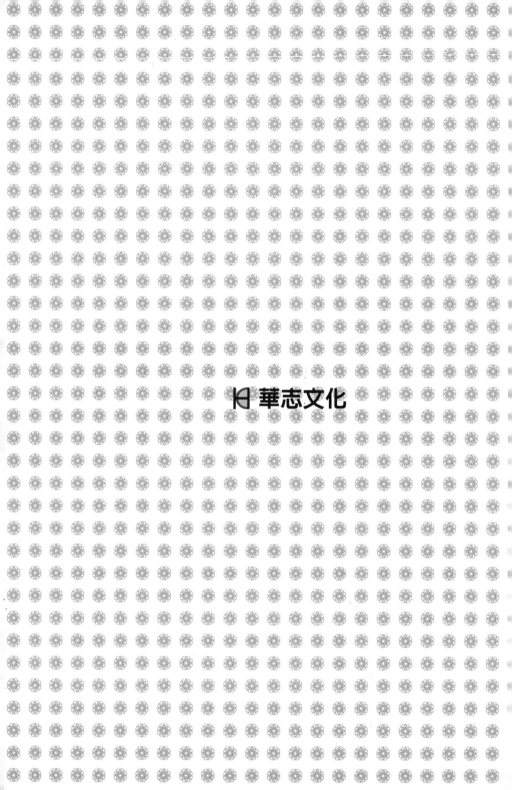
華志文化